低碳減醣家常料理：

90道超美味循環菜單，
早午晚這樣吃，30天無壓減重5公斤！

金志玹／著

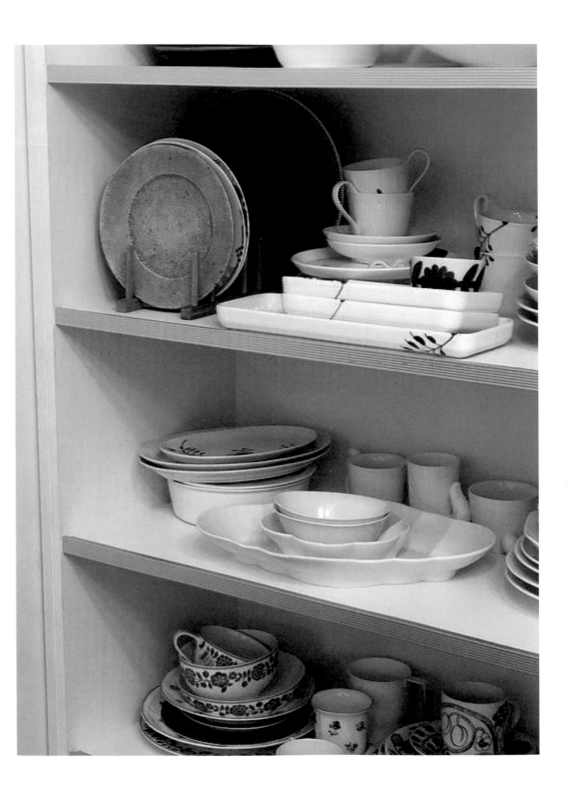

今天也用心吃，

用低碳減醣家常料理
重拾二十歲的青春模樣！

30 天無壓減 5 公斤，低碳減醣家常料理的祕訣

本書建議每日碳水化合物的攝取量限制在 50g 左右，每道食譜都有清楚註明營養成分。本書的食譜中，碳水化合物：蛋白質：脂肪的攝取比例都在 1：2：7～2：3：5 之間。

每個人體質不盡相同，但只要按照書中所介紹的早餐、午餐、晚餐菜單跟做一個月，大多都可以獲得減重五公斤以上的效果。若想要更積極地減肥，將其中一餐更換成間歇性斷食，效果更佳！執行減醣飲食時，最重要的就是找尋到符合自己的標準。在按照食譜吃的過程中，也別忘了花心思注意自己的身體狀態喔！

食譜上的食物數量是以量匙為基準，但最準確的計算方式在於每個人的口味。
1 大匙為 15ml，大約是一個湯匙的量。1 小匙是 5ml，大約是 1/2 個湯匙的量。1 個量杯是 200ml，大約可以裝滿一個紙杯。

本書的最後附上了《四週低碳減醣家常料理記錄表》，歡迎剪下來製作成一份專屬於自己的一日三餐減醣菜單！

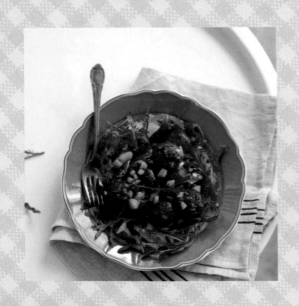

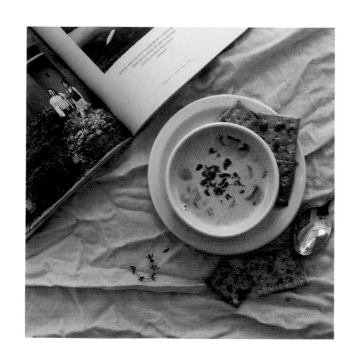

吃得再飽
都能瘦！
不會變胖的
低碳減醣家常料理

我在出版本書時，親身體驗到健康生活有多麼重要和珍貴。與心愛的家人朋友共同聚在餐桌上聊天、分享食物，是我們人生中極其珍貴的時光。在這時代，擁有良好的免疫力非常重要，我們平時應該要吃什麼食物、該怎麼生活呢？若想要身體健康，就要從我們吃的食物開始改善。

低碳減醣飲食絕對不是困難又複雜的減重方法。只要依循本書所介紹的食譜來吃，將日常飲食裡的碳水化合物比例減少，就可以邊吃邊瘦，身體變輕盈！

我認為與其將低碳減醣飲食視為一種減肥方法，不如將其視為一種「讓身體變健康」的飲食方式！減少攝取那些使體內堆積脂肪和毒素的碳水化合物，多多攝取新鮮且富有身體所需營養素的蔬菜、優質脂肪和帶給人飽足感的蛋白質。享受愉快又健康的減重！

真心推薦讀者們將低碳減醣飲食視為「能使身心產生變化、使生活充滿活力的全新生活風格」，不要只將低碳減醣飲食定義為減肥食譜唷！

用低碳減醣家常料理
重返「二十歲」的窈窕身材！

減醣飲食之所以擁有超高人氣，應該是從大眾逐漸認知到「需要養成健康的飲食習慣」這點開始的。不知從何時開始，現代人的飲食都攝取了過量的碳水化合物。尤其亞洲人都以米飯為主食，用麵粉製成的麵條、麵包、各種炸物料理、添加許多乳糖和糖分的乳製品、含有碳水化合物和添加物的醬料、砂糖很多的果汁和碳酸飲料，只要伸手就能輕易買到甜美可口、滿滿都是碳水化合物的食物。從某一天開始，飯後甜點的文化開始流行。現代人生活忙碌，大家都習慣叫外送快速地解決一餐，我們也在不知不覺中攝取了過多的碳水化合物，體重逐漸增加，身材也變臃腫了。

幾年前我透過電視節目認識了低醣飲食。起初只是單純地被「減少碳水化合物」這樣的說法吸引而開始進行低醣飲食，實際施行後發現，低醣食譜是需要研究的，於是我找了各種相關的書籍和資料來自主學習。以前眾所皆知的減肥常識是「餓肚子吃少一點，勉強自己辛苦地多動一點來消耗卡路里」，但這是錯誤的。

低醣飲食最棒的一點是，不用餓肚子也不需要劇烈運動，除了要注意碳水化合物的攝取之外，在飲食方面不需要有太大的壓力，還可以吃得很飽。

我深深被減醣飲食的魅力吸引，哪裡還有比這個更棒的食譜呢？

我堅持不懈地進行了一年的減醣飲食，結果毫不費力地成功減下 15 公斤，找回 20 幾歲的身材。現在的我不再把減醣飲食當成減重食譜，而是當成一種生活風格輕鬆地享受。

我在第一本書《低碳水化合物的減醣減重四周食譜》裡也有提過，我在進行減醣飲食的期間，也在醫院做了健康檢查，不僅體脂肪減少、肌肉量增加、皮膚變好，甚至連我煩惱已久的髮旋禿，也再次長出了頭髮、充滿活力。

還有最棒的一點，之前我並不喜歡吃蔬菜，但我透過低醣飲食吃了許多新鮮又營養豐富的蔬菜，這是我最大的收穫。身體變輕盈了，生活也變得更加愉快。

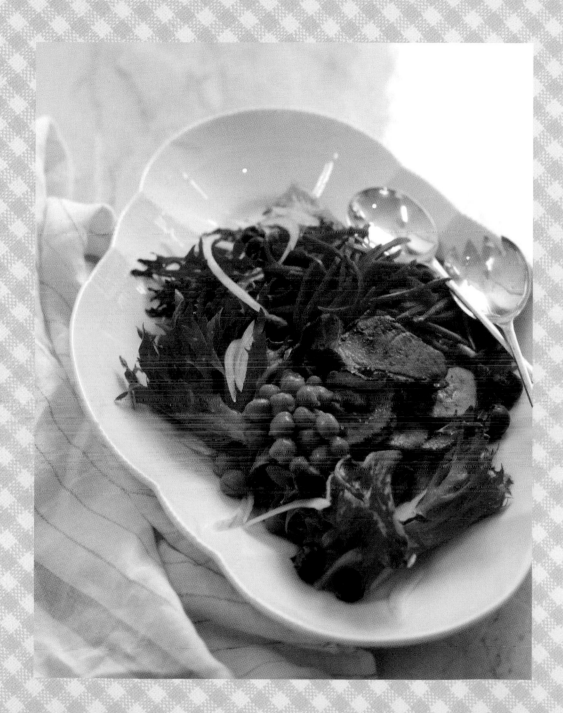

Contents

低碳減醣家常料理
早餐、午餐、晚餐食譜大公開

早餐

（15 道）

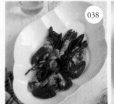
焗烤蔬菜起司沙拉
038

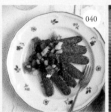
香煎天貝
佐蔬菜莎莎
040

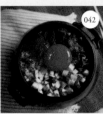
牛腩飛魚卵石鍋飯
042

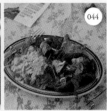
蛋多多鮮蔬沙拉
044

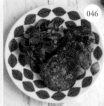
肉蛋煎餅
046

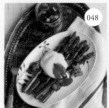
蘆筍培根水波蛋
048

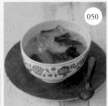
濃郁番茄雞蛋湯
050

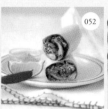
韓式味噌雞肉捲
052

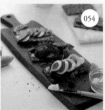
華麗的開放式三明治
054

納豆豆腐輕沙拉
056

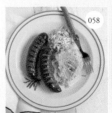
煎香腸佐花菜泥
058

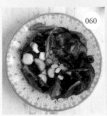
培根鮮蔬沙拉
060

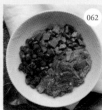
三色蓋飯
062

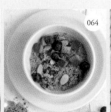
酪梨堅果燕麥粥
064

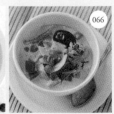
鷹嘴豆雞肉濃湯
066

（15 道）

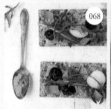

綠色鷹嘴豆泥
開放三明治

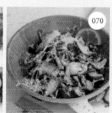

鮮蝦高麗菜沙拉

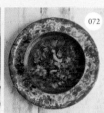

鮑魚蔬菜糙米粥

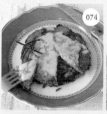

韓國櫛瓜起司煎餅

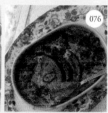

甜南瓜義大利烘蛋

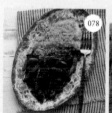

牛肉蘆筍蓋飯

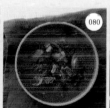

辣白菜牛肉湯

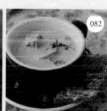

牛肉香菇奶油濃湯

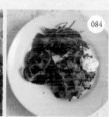

起司培根鬆餅

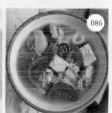

韓式明太子鍋

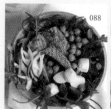

烤鮭魚木碗沙拉

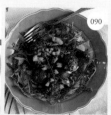

醃番茄炒牛肉
佐芝麻葉沙拉

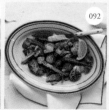

培根球芽甘藍
溫沙拉

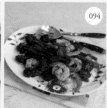

蒜香鮮蝦青花筍

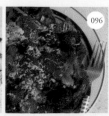

烤番茄花椰沙拉

午餐

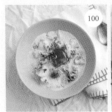
100 花椰培根雞蛋麵

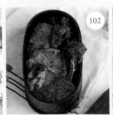
102 香煎鯖魚青花筍便當

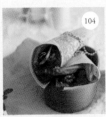
104 辣味鮮蝦手捲

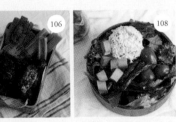
106 水牛城辣雞翅

108 酪梨雞胸肉沙拉

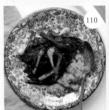
110 蒙古牛肉

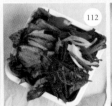
112 煙燻鴨蘿蔔絲沙拉
佐山葵美乃滋

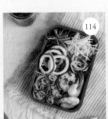
114 涼拌海鮮櫛瓜麵
沙拉

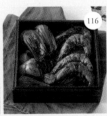
116 四川香辣鮮蝦

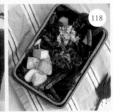
118 牛肉豆腐
佐芝麻沙拉醬

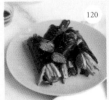
120 雞蛋炸彈海苔捲

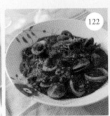
122 義式海鮮燉飯

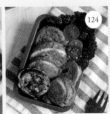
124 中卷鑲彩蔬肉末

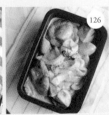
126 奶油白醬蒟蒻
義大利麵

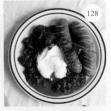
128 乾咖哩佐德國香腸

（15道）

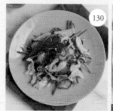
鮮蔬雞肉沙拉
佐松果芥末醬

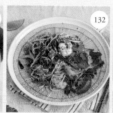
泰式炒豆絲麵

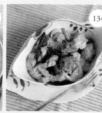
酪梨奶油豬排

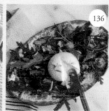
布拉塔起司沙拉

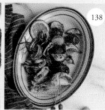
蒜香時蔬烤魷魚

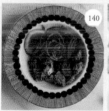
胡蘿蔔麵
佐鮪魚沙拉

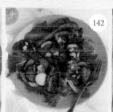
烤肉丸蔬菜沙拉

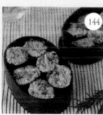
酪梨鮪魚紫菜飯捲

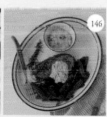
香煎鮭魚佐塔塔醬

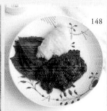
辣炒雞高麗菜

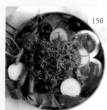
小魚沙拉佐花生
奶油醬

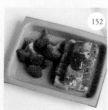
香煎培根捲豆腐

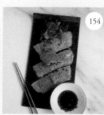
手工低醣蛋餃

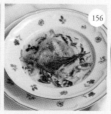
奶油菠菜雞排

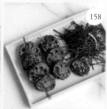
蓮藕肉餅佐涼拌韭菜

晚餐

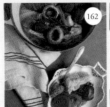
法式蔬菜燉肉鍋
（Pot-au-feu）

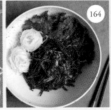
辣炒魷魚蘿蔔
蒟蒻麵

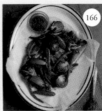
紙包烤蔬菜松阪肉

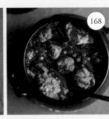
雞肉香菇石鍋飯

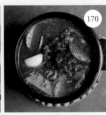
韓式牛腩大醬湯

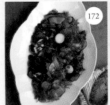
牛排佐葡萄柚
寶貝沙拉

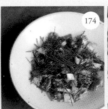
韓式牛肉韭菜沙拉

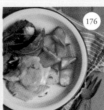
香煎檸檬奶油魚

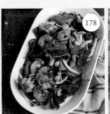
海鮮總匯菇菇沙拉

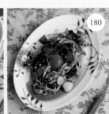
小章魚醬炒義大利麵

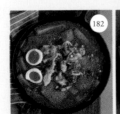
五花肉辣炒蒟蒻年糕

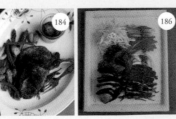
香煎戰斧豬排

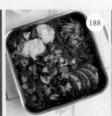
五彩時蔬豬腳拼盤

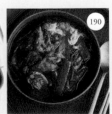
韓式海陸總匯鍋

香辣燉雞

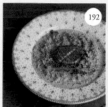
192
鮑魚義式燉飯

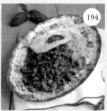
194
泰式打拋豬肉飯

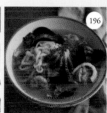
196
白炒碼麵

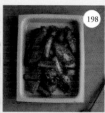
198
蔥燒雞翅

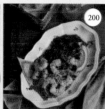
200
辣味豆皮鮮蝦

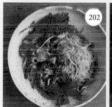
202
清爽涼拌雜菜

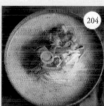
204
牛骨韓式刀削麵

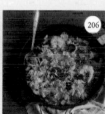
206
鮮蝦美乃滋起司

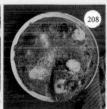
208
香腸烘蛋披薩

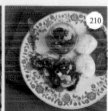
210
鮮蝦酪梨沙拉

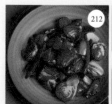
212
香煎奶油鮑魚時蔬

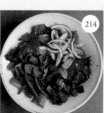
214
鴨肉南瓜沙拉

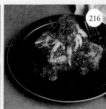
216
韓式味噌鱸魚

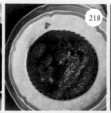
218
茄汁牛肉起司捲

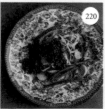
220
炒牛肉豆腐麵

我製作低碳減醣家常料理的開端

我一開始施行減醣料理的時候，覺得非常費力。並非單純不吃麵包、麵粉、飯……等碳水化合物，就可以輕鬆解決。後來才瞭解，原來擺在日常餐桌上的眾多食物，都包含許多碳水化合物和糖分，比我們想像中還要多。

舉個例子：你是否知道，許多人在餐桌上不可或缺的辣椒醬，有 45% 的成分是碳水化合物？吃辣味食物時，如果只靠辣椒粉無法讓食物更美味，身為一位料理研究員，我想親自解決這個問題。

因此，經過幾個月的思考、數百次的測試，終於製作出大量減少碳水化合物、味道依然鮮美的「低糖辣椒醬」。 此外，深受大眾喜愛的醬油，我也開發出了低糖配方。除了多款韓食醬料之外，我們也開發了低糖沙拉醬、低糖義大利麵醬，讓大家能安心食用。

時光飛逝，〈Kitchen Comma〉這個品牌已經營運三年了。

我剛開始創立這個品牌時，韓國對於減醣飲食還很陌生，幾乎沒有人關心這一區塊，我們是當時唯一一個販售低醣飲食、減糖醬料的地方。

「這樣的產品能撐多久呢？」「真的會有人購買嗎？」其實剛開始我也沒什麼自信。但是三年後的今天，出現了許多減醣專賣店、數不清的產品持續推出，減醣飲食的食譜因此擁有了超高人氣。

一開始只是我個人想製作減醣食譜而研究開發出一些產品，但我想分享給更多的人，不再獨自使用，於是就以「Kitchen Comma」這個品牌上市，持續經營至今。現在有許多人喜愛「Kitchen Comma」的產品，帶給我很大的力量！也證實了減醣飲食在民眾的生活中已經普及化了。

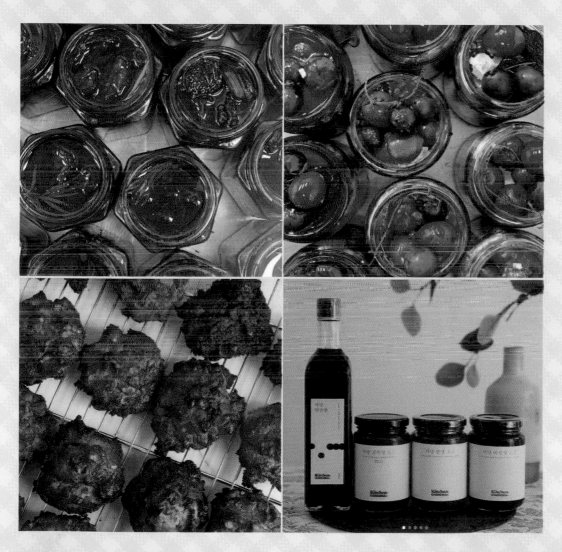

〈Kitchen Comma 所推出的各種減醣產品〉日曬番茄，醃漬橄欖，減醣司康，低糖調味醬油，低糖辣椒醬等

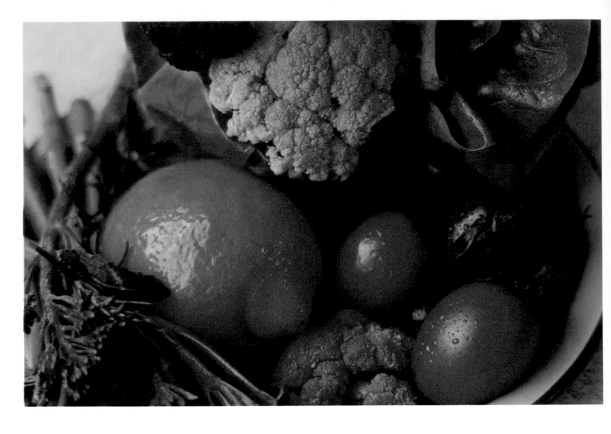
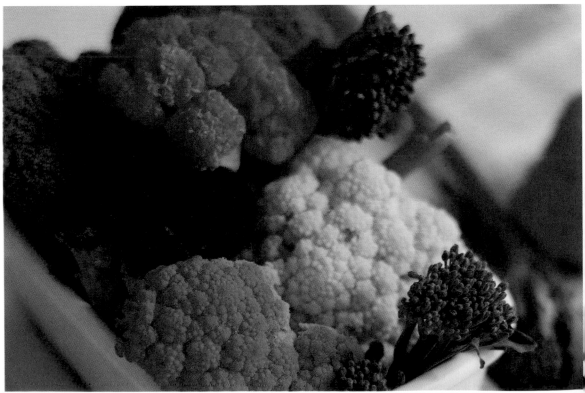

以為稀鬆平常的日常飲食
卻成了吃出易胖體質的禍首

要避免攝取過多的碳水化合物！

我們餐桌上容易出現許多食材都含有碳水化合物。除了麵粉、米飯等代表性的碳水化合物食物之外，蔬菜、水果、乳製品當中也含有比想像中更多的碳水化合物。料理常用到的辣椒醬、沙拉醬，以及無意中喝下肚的果汁、飲料裡也含有大量的碳水化合物和糖分。我們需要避開的碳水化合物是「精緻碳水化合物」。

使用砂糖、麵粉、大米粉等精製的碳水化合物所製成的麵包、泡麵、米粉、年糕、油炸類、煎餅等食物，特別要避免食用。此外，有添加蜂蜜、葡萄糖、甘味劑的產品，還有啤酒等酒類、含有乳糖的牛奶、含有糖分的優格等，都應避免食用。

另外，大眾大多認為水果、果汁屬於健康食品，所以就毫無警戒心地食用，但水果、果汁的果糖含量較多，會在體內儲存為三酸甘油酯，應避免食用。並非所有的碳水化合物都對身體不好。

讓我們變胖的不良碳水化合物大都是會刺激食慾、容易讓人上癮的精緻碳水化合物。精緻的碳水化合物消化吸收速度很快，在我們吃進體內的當下，人體的胰臟中被稱為肥胖荷爾蒙的「胰島素」分泌會急遽上升，導致血糖也急遽增加，剩餘的糖則會被儲存為體內脂肪。精緻碳水化合物讓血糖急遽提升之後，又會讓血糖急遽下降，使人容易感到飢餓、想要繼續吃其他碳水化合物。

在短時間內攝取過多的碳水化合物會造成體內囤積脂肪、發胖的惡性循環，因此，我們的身體就會逐漸變成即使只吃一點點，也容易發胖的「碳水化合物上癮狀態」。唯有透過低碳減醣料理才能擺脫碳水化合物上癮的狀態，找回健康的身體。

醣：蛋：脂 1:2:7～2:3:5 黃金比例
低碳減醣成功減重、輕鬆達標

減醣飲食與生酮飲食雖稍有差異，但二者皆需限制碳水化合物的攝取。當身體減少攝取碳水化合物後，這時，透過飲食吸收的脂肪會率先轉換為能量，若仍不足則消耗體內儲存的體脂肪，這即是減重的原理。血液中維持血糖的激素是胰島素，又被稱為肥胖激素，如果攝取過多的碳水化合物，胰島素就無法正常發揮作用，將有致糖尿病的風險。然而，隨著身體攝取越多的碳水化合物，胰島素也需大量分泌，又因負責儲存體內脂肪的也是胰島素，就會形成脂肪堆積，造成容易增胖的體質。

因此，想擁有窈窕又不復胖的體態，養成減少碳水化合物的飲食習慣是不二法門，熟悉有效減重的食譜更是捷徑。雖然還有其他複雜的減重方式，但只要適量攝取對身體有益的脂肪與減少食用碳水化合物，就能輕鬆達成減重目標，特別是脂肪的攝取不僅能大大增加飽足感，更能有效避免過量飲食。

本書建議每日攝取碳水化合物約 50 公克，維持碳水化合物（醣）、蛋白質、脂肪的比例為 1:2:7～2:3:5，一日三餐，並可依自身狀態調整。本書介紹 90 道食譜，都是依這個比例調配所以只要照著吃不用特別計算，實際體驗一個月，即能根據個人狀態，輕鬆減重至少 5 公斤，很快能感受輕盈、窈窕的美好體態。

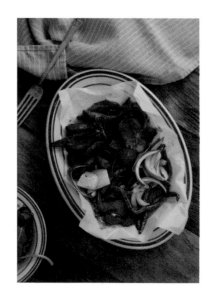

吃多樣蔬菜，滿足身體需要營養素，
攝取優質脂肪與蛋白質，增加飽足感，
降低精緻碳水化合物，減少身體負擔，
打造輕鬆減重、不復胖的低碳減醣家常料理！

　　自從接觸低碳減醣飲食後，我每天都沉浸在準備食材與成就美味料理的樂趣當中，以前是鮮少吃青菜的肉食主義者，但現在履行低碳減醣飲食的我，反而更能享受多樣且新鮮的蔬菜。將清脆爽口的蔬菜沙拉，與具有抗氧化、抗菌作用及提升免疫功能等有健康食品之稱的橄欖油拌炒均勻後，就能享受蔬菜天然風味與口感，讓大口吃菜也成為愉快的飲食體驗。此外，利用當季食材入菜，不但能追求多樣的食譜，還能獲得做料理的樂趣呢。

　　在早已習慣米飯為主食的生活當中，減少碳水化合物絕不是件容易的事，如果餐桌上沒有了米飯，還真的不知道該吃什麼呢！

　　放眼望去，市面上販售許多好吃又方便的減重食品，但如果要親自下廚準備減醣飲食，又不知該如何著手，這本書就是為了讓這些煩惱消失而誕生的！

低碳減醣家常料理的醣：蛋：脂
減重比例1：2：7～2：3：5

執行「低碳減醣家常料理」，會減少過去不知不覺吃下肚的精緻碳水化合物，並將每天的碳水化合物攝取量限制在 50 公克，設計這樣的食譜即是為了減少碳水化合物的攝取，讓身體可以轉而燃燒脂肪，達到減重效果。

積極實行「低碳減醣家常料理」，其中的碳水化合物（醣）：蛋白質：脂肪每日攝取量比例約為 1:2:7～2:3:5，但是，綠葉蔬菜則不受限制，仍可以盡情享用。

| 以碳水化合物（醣）、蛋白質、脂肪比例 1：2：7～2：3：5 為例 |

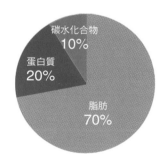
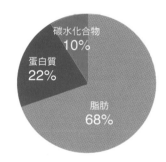

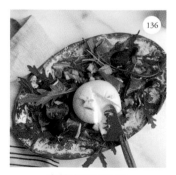

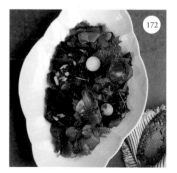

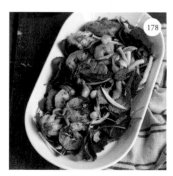

布拉塔起司沙拉

碳水化合物 21.7g｜蛋白質 16.2g｜脂肪 55g

牛排佐葡萄柚寶貝沙拉

碳水化合物 20.9g｜蛋白質 56.5g｜脂肪 73.6g

海鮮總匯菇菇沙拉

碳水化合物 21.8g｜蛋白質 30g｜脂肪 54.86g

碳水化合物
到底該怎麼吃呢？

本書介紹的低碳減醣食譜，是將每日碳水化合物的攝取量限制在 50 公克，目標是滿足口腹之慾同時，也能夠積極減重。但，碳水化合物不只存在於五穀類，蔬菜等也含有碳水化合物，因此，要格外注意一天的碳水化合物攝取量，儘量以健康、優質的碳水化合物為主，並且足夠地攝取才是最重要的。

多食用富含膳食纖維與維他命 E 為主的穀物可有益身體，但其實蔬菜或調味料等也含有碳水化合物，因此要隨時調整每日淨碳水化合物的攝取量。舉例來說：一碗白米飯約 65 公克，把它分成三等分，一天三餐最多吃 2/3 碗，應該就比較容易想像了。

*編註：
「淨碳水化合物」是指被身體所吸收的真正碳水化合物，雖然膳食纖維也是碳水化合物的一種，但由於不會被身體吸收，因此膳食纖維或糖醇並不是一種淨碳水化合物。
（淨碳水化合物的量＝總碳水化合物－膳食纖維－糖醇）

儘量避免精緻碳水化合物！

建議避免食用主要以粉末製成的碳水化合物，如：米粉、麵粉等製成的食品，以及白砂糖、液態果糖、蜂蜜、葡萄糖、人工甜味劑、含酒精飲料等。

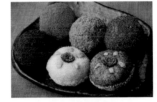
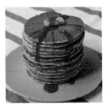
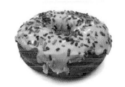
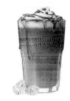

也儘量避免含糖量高的水果！

很多人誤會水果不是碳水化合物，其實不然！水果糖分高，是造成血糖升高的碳水化合物，所以減重期間最好不要食用。另外，牛奶同樣也含有糖分，所以也儘量避免飲用比較好哦！

下列是極具代表性的碳水化合物食品當中淨碳水化合物的含量。

大家可以檢視看看這些習以為常的食物裡，

究竟蘊含了多少碳水化合物，藉此調整自己的一日攝取量。

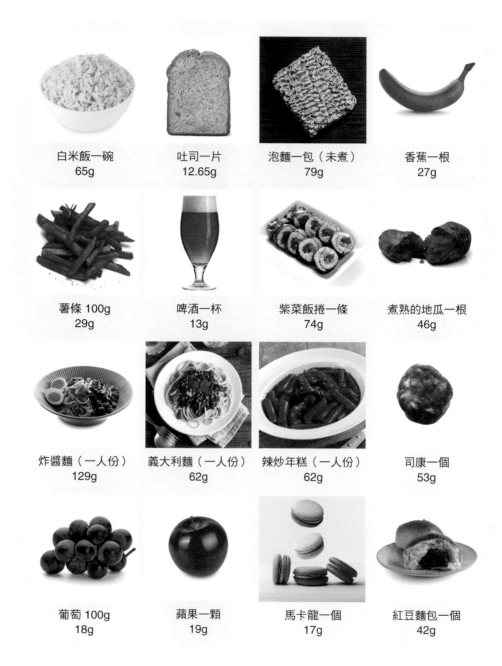

白米飯一碗
65g

吐司一片
12.65g

泡麵一包（未煮）
79g

香蕉一根
27g

薯條 100g
29g

啤酒一杯
13g

紫菜飯捲一條
74g

煮熟的地瓜一根
46g

炸醬麵（一人份）
129g

義大利麵（一人份）
62g

辣炒年糕（一人份）
62g

司康一個
53g

葡萄 100g
18g

蘋果一顆
19g

馬卡龍一個
17g

紅豆麵包一個
42g

蛋白質
到底該怎麼吃呢？

蛋白質在人類的身體組成和代謝調節方面扮演著非常重要的角色，每日建議攝取量為 100g 左右。「g」並非食物整體的重量，而是指純蛋白質的重量。食物實際上的重量約落在 400～500g 之間。

推薦讀者食用有機草飼牛肉、豬肉、雞肉、鴨肉等。除此之外，草飼雞蛋、牛骨湯、天然起司等食物吃起來富有飽足感，可以多多食用。特別注意的是，若過度攝取蛋白質，反而會轉化成碳水化合物，進而造成脂肪堆積。因此，要多注意蛋白質攝取量是否過度。

有一點特別提醒讀者，請儘量避免食用經過調味的肉品。當蛋白質和添加碳水化合物的調味料相遇時，胰島素的分泌會變得更加活躍。肉品的調味料請選擇糖分不多的低糖醬油或低糖辣椒醬。單純將肉水煮或蒸來吃也是很棒的選擇。

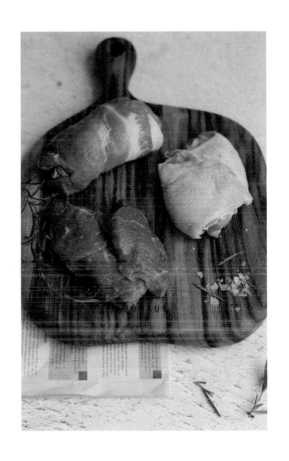

每 100 克的食物純蛋白質含量

牛肉 21g	鴨肉 21g	豆腐 8g
豬肉 18g	鮭魚 20.6g	雞蛋 1 顆 12g
雞肉 19.4g	魷魚 18.8g	
雞胸肉 25g	蝦 22g	

優質脂肪
到底該怎麼吃呢？

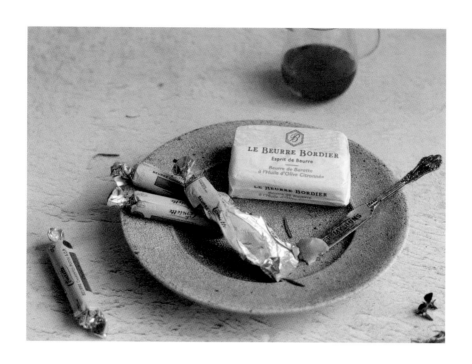

天然脂肪對身體有益，需充分攝取。想要燃燒體內的脂肪，其實最好的方式是食用足夠的身體能量來源——脂肪。充滿青草香的橄欖油、香味撲鼻的奶油、香甜好聞的椰子油、柔順的酪梨油等都是優質脂肪，適量使用這些好脂肪製成的料理，不僅更加美味，更有助於消除體內不必要的脂肪。

並非所有吃下去的脂肪都會變成體脂肪讓人變胖。反而是過度攝取的碳水化合物會被儲存成體脂肪，使人變胖。在施行低醣減重菜單時，碳水化合物的攝取量會減少，因此身體會積極地將脂肪作為能量來源使用，燃燒體內的脂肪，進而達成減肥效果。

蔬菜以新鮮
又富有營養素的葉菜為主

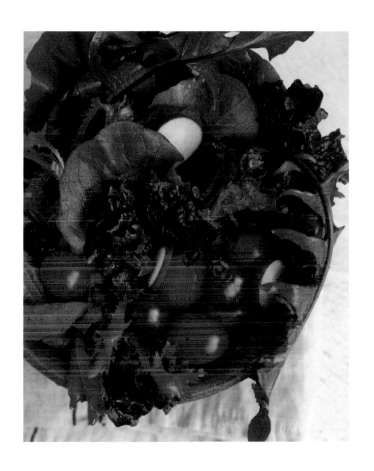

　　盡情享用新鮮又富有營養素的葉菜吧！代表性的葉菜為萵苣、芝麻葉、菊苣、大白菜、高麗菜、芝麻菜、青花菜、花椰菜、菠菜、茼蒿和韭菜等等。還有，蘆筍、菇類、茄子、辣椒、蔥等蔬菜，以及海帶、海苔、海藻、鹿尾菜和青海苔等海藻類也可以同步攝取。

　　要注意的是，馬鈴薯、地瓜、南瓜、玉米等食材醣質含量偏高，建議要減少攝取量。根莖類的蔬菜如胡蘿蔔、大蒜、洋蔥、蓮藕和牛蒡等，也建議減少攝取量。

早午晚三餐！低碳減醣家常料理的特色

在這本《低碳減醣家常料理》一書裡，介紹了更多樣化又簡單的減醣料理。

本書的食譜特別區分成早餐、午餐、晚餐三個部分。書裡共 90 道菜都是我親自實作各種減醣料理的實戰祕訣。

最重要的是，這些多樣化的減醣食譜裡所使用的食材，並不會讓人感到很生疏、不熟悉，全都是很常見的食材。

除此之外，我親自研發了多款低糖醬料，滿滿的料理訣竅，讓您輕鬆料理出醣分低、吃了也不會胖的美味家常菜！

早餐：提供了能夠暖胃、對身體不會有負擔的熱湯或濃湯，以及清爽的沙拉等搭配季節食用的食譜。

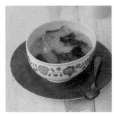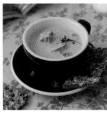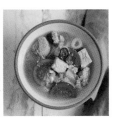

午餐：設計方便上班族食用的輕食便當食譜。種類眾多，吃起來具有飽足感、不會感到飢餓。

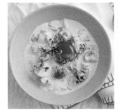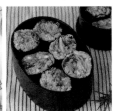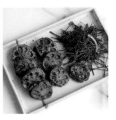

晚餐：適合個人獨享或與家人共同享用的晚餐食譜，也精心預備了外食和可以舉辦派對的料理的食譜。讓您脫離糖分的誘惑，盡情享用特別的一餐！

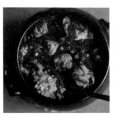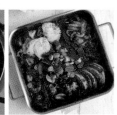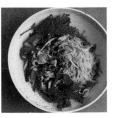

請避開這些長期使用的
高糖醬料、醬汁！

生活中隨意使用的醬料、醬汁中，隱藏了許多我們難以察覺的糖和碳水化合物。特別有許多國人愛吃的料理都添加了大量醬料，低醣飲食更應該要儘量減少醬料的攝取。

推薦各位讀者可以使用赤藻糖醇、阿洛酮糖或甜菊糖等不會被人體吸收的糖醇來代替砂糖。

一般的辣椒醬或包飯醬（＊）也都含有許多碳水化合物，建議讀者可以選用低糖辣椒醬或包飯醬來使用。

此外，減肥時吃沙拉是個不錯的選擇，但大家並沒有意識到：沙拉醬裡也添加了許多的糖。為了讓沙拉吃起來更可口，沙拉醬裡面添加了許多砂糖、果糖。因此，請務必養成「事先確認成分再吃」的習慣喔！

最近市面上推出各種「不添加糖或澱粉」來製作的醬料、醬汁，推薦讀者們可以多挑選這類產品來食用。

＊譯註
包飯醬（쌈장）：包飯醬是韓國料理中的一種糊狀辣味醬料，通常用作菜包肉的蘸醬。包飯醬主要由大醬、苦椒醬、麻油、洋蔥、蒜、青蔥、紅糖等製成。

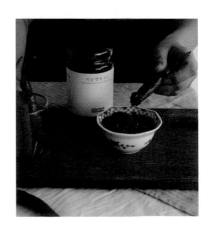

17 款輕鬆在家做出
低碳減醣家常料理的必備神器！

以下為介紹低碳減醣家常料理時常用的調料品。

❶ Extra Virgin 特級初榨冷壓橄欖油

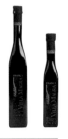

Extra Virgin 特級初榨冷壓橄欖油，是透過初榨冷壓的方式來製作的。
橄欖油的品質越高級，酸價越低。這種橄欖油發煙點比較低，通常建議低溫烹調，或者用來涼拌沙拉或醃製料理。若是要煎煮炒炸，則推薦使用純橄欖油。

❷ 酥油

酥油是將「無加鹽奶油」提煉、水分蒸發後製成。純脂肪成分達 99% 以上。
普通乳製品中含有的酪蛋白、乳清、乳糖等成分較少，患有乳糖不耐症的人也可以食用。

❸ 椰子油

椰子油是提取自椰果肉中的食用油。
富含中鏈三酸甘油脂，有助於提高人體的基礎代謝、氧化脂肪，具有減重效果。
比起橄欖油具有更高的發煙點，非常適合用來油煎炒炸。
但是大量攝取可能會引起腹痛、腹瀉，食用時要注意才行。

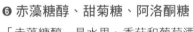

❹ 有機氨基酸無鹽醬油（Liquid Aminos）

通常市面上的醬油都是用大豆和小麥製作而成的。
「有機胺基酸無鹽醬油」則是 100% 用黃豆製成的醬油。以前只能透過代購買到，但現在可以在網路商店輕鬆購買到。
如果家裡沒有「有機胺基酸無鹽醬油」，也可以使用同等分量的醬油來料理。

❺ MCT 油

MCT 油是將椰子油中佔有 50～60% 的中鏈三酸甘油脂（medium-chain Triglyceride, MCT）另外提煉製成的。
MCT 油比一般的油更容易分解，不會變成脂肪堆積在體內，會立刻轉化成熱量被消耗掉，有助於減肥。

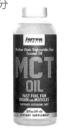

此外，MCT油無香、無味，不太適應椰子油的人也可以改成攝取 MCT 油。

❻ 赤藻糖醇、甜菊糖、阿洛酮糖

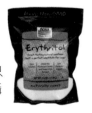

「赤藻糖醇」是水果、香菇和葡萄酒等發酵食品中含有的天然糖，不會被人體吸收，會直接排出。使用甜味劑時，只要使用砂糖分量的 70% 即可。大量攝取可能會引起腹痛，請斟酌食用。
「甜菊糖」味道比起一般的砂糖甜 300 倍。市面上會將甜菊糖和赤藻糖醇混合之後，製作成味道跟砂糖相似的甜味劑販售。
「阿洛酮糖（allulose）」是一種天然存在於無花果、葡萄中的甜味劑、熱量為零卡的稀少糖。具有甜味、但不會讓血糖上升，可以代替砂糖使用。

❼ 洋車前子殼粉

將洋車前子的外殼磨成粉製成，富含膳食纖維。一般情況下，只要加進水裡，洋車前子殼粉就會膨脹 40 倍，形成黏稠物質，因此在施行低醣飲食時大多用來替代麵粉、澱粉。適合需要製作出黏稠口感、讓食材變得黏稠時少量使用。

❽ 醬油（釀造醬油、健康無鹽醬油、低糖調味醬油）

一般市面上販售的釀造醬油雖然可輕易取得，但其中含有許多糖分。製作減醣飲食時建議使用 100% 以黃豆製成的健康無鹽醬油。本書也是使用健康無鹽醬油來料理。
至於低糖調味醬油則是徹底排除了糖分，適合加在多種蔬菜和魚類料裡，熬出香濃的高湯，或者也可以添加阿洛酮糖增加甜味，製作出甜鹹風味的醬料，用於烹煮、熱炒或搭配肉品來食用。

❾ 低糖辣椒醬

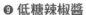

韓式辣醬是韓式料理中不可或缺的醬料。一般市面上販售的辣椒醬都有添加糯米粉或麵粉，包含 50% 左右的糖。
低糖辣椒醬是將麵粉、砂糖、糖質的量減到最少，用辣椒粉、洋蔥等天然食材製作出跟辣椒醬一樣擁有黏稠質感和辣味的產品。

❿ 低糖沙拉調味醬

通常市面上販售的沙拉調味醬都含有比想像中更多的砂糖、果糖等糖分。低糖沙拉調味醬不使用砂糖或果糖等糖分，而是熬煮出蔬菜的天然甜味，再加上赤藻糖醇來提出甜味，大量減少糖分的含量。

⓫ 蘋果醋（Apple cider vinegar）

蘋果醋是將蘋果發酵後製成的天然食用醋。請選擇不含其他添加物、沒有經過另外的加工過程。此食用醋擁有活酵母和活酵母菌，可以加水稀釋飲用或者用來料理。適當攝取天然食用醋可以幫助身體維持鹼性。

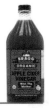

⓬ 蒸餾式燒酒*

市面上販售的料酒大都含有許多糖，不建議拿來製作減醣料理。只要用無添加物的蒸餾式燒酒來替代即可。

*譯註：韓國燒酒在台灣各大超市、全聯皆可方便購買

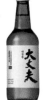

⓭ 無糖烤肉醬

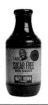

在料理肉品時，推薦使用少量的無加糖烤肉醬。

⓮ 是拉差香甜辣椒

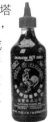

是拉差香甜辣椒醬和塔巴斯科辣椒醬一樣，是將辣椒發酵後製成的辣椒醬。熱量和糖的含量很低，非常適合作為減肥時期的辣椒醬。

⓯ 咖哩醬

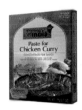

這款咖哩醬的糖含量很少、製作方式又簡單，十分推薦。

*譯註：台灣若買不到此款咖哩醬包，可用咖哩粉取代

⓰ 豬油

豬油的味道並不強烈。跟奶油相比，豬油的發煙點比較高，適合用來做炸物或熱炒等需要高溫烹調的料理。豬油也富含對健康有益的不飽和脂肪酸，適合用來製作高脂肪料理。

⓱ 杏仁粉、椰子粉

若要製作添加麵粉的料理或烘焙，可以使用杏仁粉或椰子粉來替代。
有些市面上販售的杏仁粉也會添加麵粉，所以請務必挑選 100% 杏仁粉來使用。

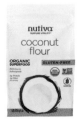

事前準備，
讓低碳減醣家常料理變得簡單又快速！

　　我長期擔任料理職人，所以身旁的朋友都稱呼我為料理老手，但其實我偶爾也會覺得料理很麻煩。特別在製作韓式料理時，需要下很多功夫、需要準備的東西也很多。

　　快速料理的訣竅在於「提前將食材處理好」。舉我自己的例子好了，每當我買完菜回來後，我不會把食材原封不動地放進冰箱冷藏，而是會立刻將食材進行分類處理。

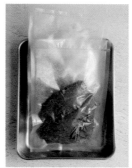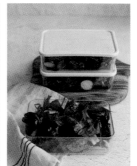

　　聽過「Meal-Prep（膳食準備）」這個詞嗎？為了方便料理，事先將食材處理完後冷藏保存，這就是「Meal-Prep」。只要事先做好「Meal-Prep」，就能大量減少預備食材的時間，也能避免浪費食材。

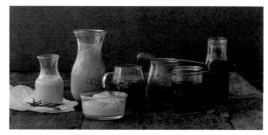

① 將肉品分成每餐食用的分量

雖然市面上也會販售「一餐分量的肉」，但我通常會購買大量的肉品，價格會稍微便宜一些。因此，可以依照所需的肉品量和用途，將肉品分裝後冷藏起來。將肉品裝在密封容器裡，或者使用真空包裝，可以讓食材更加新鮮。預計 2～3 天內就會吃到的東西可以放在冰箱冷藏，但若是超過三天以上才要吃，則可以先放在冰箱冷凍，等到需要時再拿出來冷藏、解凍之後料理使用。

② 蔬菜事先清洗分裝

在施行低醣飲食時，會吃到許多蔬菜、沙拉。不過，在清洗蔬菜、處理菜葉時總是要花費許多心力。買好製作沙拉時要吃的蔬菜後，可以先切成方便食用的大小，事先清洗乾淨、瀝乾水分，再分裝成每一餐的分量，裝進密閉容器裡保存。買好新鮮蔬菜後，在冰箱裡冷藏個五天也不會有什麼大問題。只要再準備好沙拉醬和其他配料，就可以簡單輕鬆地享用一餐。

③ 醬料、沙拉醬提前準備好

滿多料理需要用到的醬汁舉例來說：烤肉醬可以用來製作韓式烤牛肉，也可以拿來燉雞肉。常用醬料可以事先製作好後冷藏保存。如果這個醬料是要拿來醃製肉品的，也可以先將醬料和肉品攪拌均勻，再分裝成一餐的分量、放進冰箱冷凍，可以大量減少料理時間。沙拉醬也可以提前製作 3～4 餐的分量，先冷藏保存起來。

進行減醣減重的過程中，
嘴饞想吃零食時的處理對策

在三餐之間難免會有想吃零食的時刻嘛！

如果已經養成吃餅乾、麵包或加糖的咖啡等等，很難完全戒掉。

在進行減醣減重的過程中，如果嘴饞想吃零食，推薦以下食物。

| ① 堅果類 |

建議可以食用核桃、夏威夷豆、巴西堅果、杏仁果或松子等堅果類。（腰果除外）

| ② 水果 |

少量食用酪梨、番茄、藍莓、草莓、樹莓等莓果類食品也很不錯！

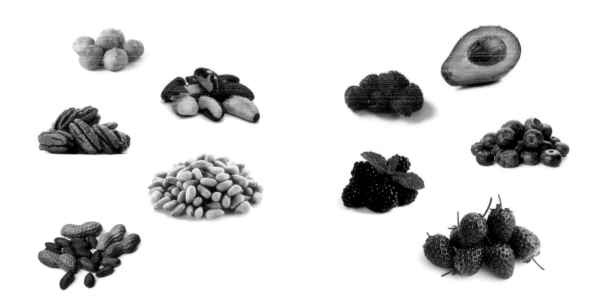

| ③ 低醣烘焙 |

　　最近在市面上很容易可以買到低醣烘焙食品。大部分都是用杏仁粉或椰子粉製作的，所以只要稍微吃一點，空腹的飢餓感就會消失。推薦各位嘴饞時可以當作零食適量食用。

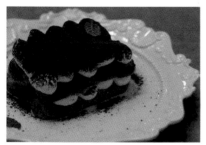

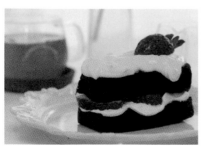

| ④ 蔬菜棒 |

　　如果已經順利擺脫了精緻碳水化合物的誘惑，那就嘗試把蔬菜棒當作零食吧！將小黃瓜、胡蘿蔔、芹菜、香菜等蔬菜切成條狀作為零食食用，不僅可以享受蔬菜帶來的甜味，也可以擺脫零食的誘惑。

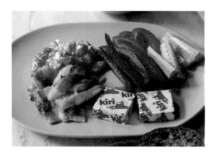

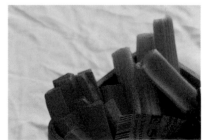

想吃精緻的碳水化合物時，該怎麼辦？

| 想吃辣炒年糕的時候 |

可以使用烤起司或蒟蒻年糕來替代韓式年糕（長圓柱形年糕）。雖然不建議大家常吃辣炒年糕，但比起一味地忍耐，用其他食物來替代主食也是一種方法。不過，在製作辣炒年糕時，也要使用低碳水化合物的醬料，請切記這點唷！

| 想吃三明治的時候 |

可以使用生菜或蘿蔓萵苣來製作三明治。也可以將杏仁粉和雞蛋攪拌製成麵糊，烤熟之後代替麵包食用。

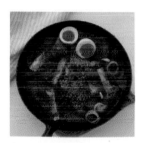

起司辣炒年糕

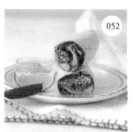

韓式味噌雞肉捲

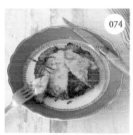

韓國櫛瓜起司煎餅

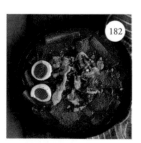

五花肉辣炒蒟蒻年糕

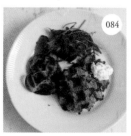

起司培根鬆餅

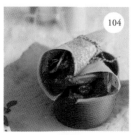

辣味鮮蝦手捲

| 想吃米飯／飯捲的時候 |

　　將飯量大幅減少，加入豐富的食材和雞蛋絲來食用。或者用少量的蒟蒻米代替一般白米製作成飯捲來吃，也是很棒的選擇喔！

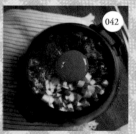
042
牛腩飛魚卵石鍋飯

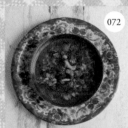
072
鮑魚蔬菜糙米粥

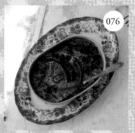
076
甜南瓜義大利烘蛋

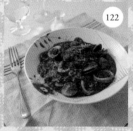
122
義式海鮮燉飯

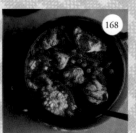
168
雞肉香菇石鍋飯

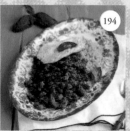
194
泰式打拋豬肉飯

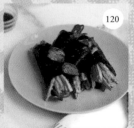
120
雞蛋炸彈海苔捲

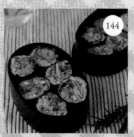
144
酪梨鮪魚紫菜飯捲

| 想吃麵食的時候 |

　　市面上有許多食品都可以替代麵食。
推薦讀者使用蒟蒻麵或豆腐麵來製作麵料
理，也可以用刨絲器，將櫛瓜、胡蘿蔔、
小黃瓜等食材刨絲之後替代麵條。

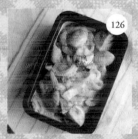

奶油白醬蒟蒻
義大利麵

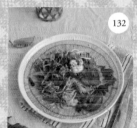

泰式炒豆絲麵

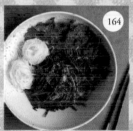

辣炒魷魚蘿蔔蒟蒻麵

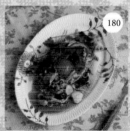

小章魚醬炒義大利麵

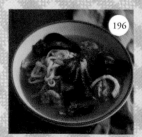

白炒碼麵

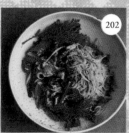

清爽涼拌雜菜

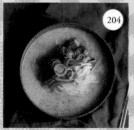

牛骨韓式刀削麵

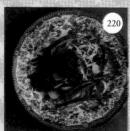

炒牛肉豆腐麵

低碳減醣家常料理

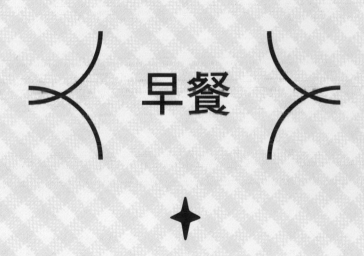

早餐

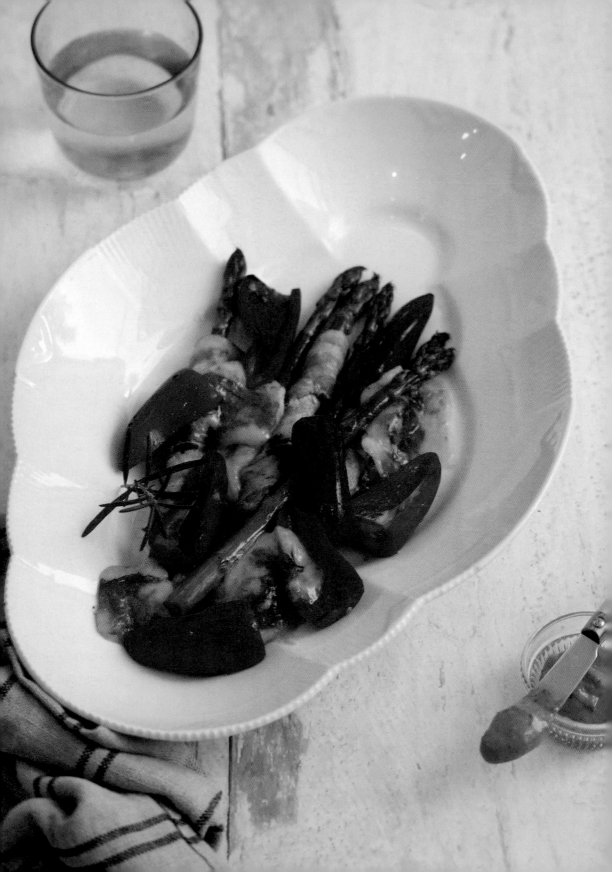

焗烤蔬菜起司沙拉

熱量	脂肪	蛋白質	碳水化合物	膳食纖維
698kcal	66g	22g	16.9g	7g

起司其實是減醣的好夥伴喔，今天就用平底鍋烤起司來吃吧！
烤過的起司表面富有嚼勁、裡面十分綿密，
再配上烤蔬菜、製作成溫沙拉，這樣的早餐也十分有飽足感！

醬料

橄欖油美乃滋 3 大匙・檸檬汁 1/2 大匙・顆粒芥末醬 2 茶匙・法式芥末醬・赤藻糖醇、阿洛酮糖各 1 茶匙・鹽巴少許

材料

起司（建議使用硬質起司）125g・蘆筍 5 根・水果甜椒 4 個・培根 5 片・橄欖油 1 大匙・鹽巴、胡椒粉適量

將醬料食材全部放在大碗中攪拌均勻。

起司切成 0.5cm 厚。

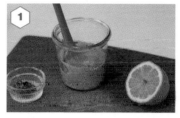

將蘆筍洗淨尾部切除，削除表皮，用培根纏繞蘆筍。

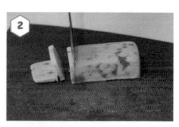

將甜椒洗淨蒂頭拔除、去籽，切成一半，備用。

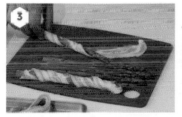

將起司放入熱好的鍋中，煎至兩面金黃，取出。

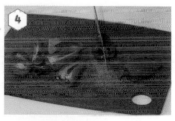

將橄欖油均勻倒入鍋中，油熱了之後再放入甜椒，開大火輕輕拌炒。此時可以加入少許的鹽巴和胡椒粉提味，取出。

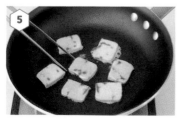

鍋裡加入包好的培根蘆筍油煎。等培根煎熟後，將所有成品擺盤，搭配醬料食用。

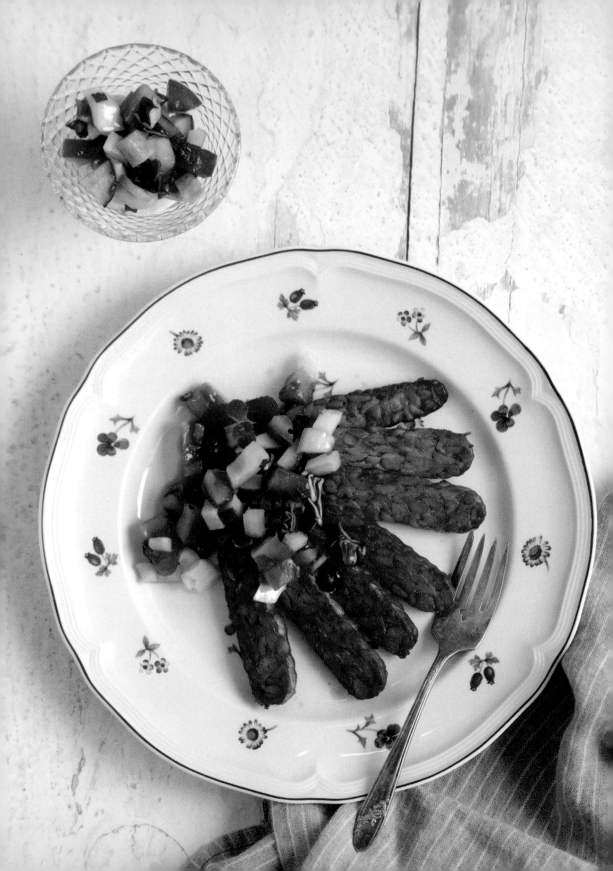

香煎天貝佐蔬菜莎莎

熱量	脂肪	蛋白質	碳水化合物	膳食纖維
598 kcal	44.7g	22g	39g	11.1g

天貝產自印尼（台灣可線上購買），就如同韓國的青果醬（청국장）或日本的納豆那般，是使用大豆製成的發酵食品。最近深受蔬食主義者的喜愛，用油煎或油炸的方式來料理就十分美味。搭配味道清爽的「蔬菜莎莎醬」一起吃，即便是初次品嚐「天貝」料理，相信也會有很高的接受度喔！

材料

天貝 100g・橄欖油 3 大匙・鹽巴、胡椒粉少許

蔬菜莎莎醬

番茄 1 顆・紫甘藍葉 2 片・小黃瓜 1/2 根・洋蔥 1/4 個・橄欖油、檸檬汁各 3 大匙・鹽巴 1/2 茶匙・胡椒粉少許・赤藻糖醇 2 茶匙

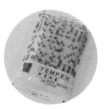

天貝屬於黃豆發酵食品之一。

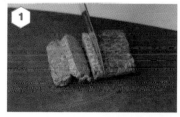

1 將天貝切成薄片，呈方便食用的大小。

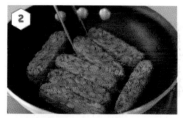

2 將橄欖油均勻倒入鍋中、放入天貝，煎至兩面酥黃，再撒入少許鹽巴和胡椒粉提味。

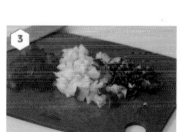

3 將番茄洗淨去籽後，切成玉米粒的大小。紫甘藍、小黃瓜、洋蔥洗淨瀝水後，切成玉米粒大小。

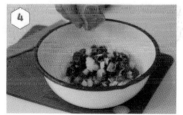

4 將處理好的蔬菜全都裝進碗裡，再灑上橄欖油、檸檬汁，加入鹽巴和胡椒粉。也可以依照個人喜好添加赤藻糖醇。（攪拌均勻後「蔬菜莎莎」就完成了！可以裝進密封容器，放進冰箱冷藏三十分鐘左右再吃，風味更佳。）

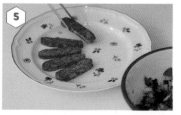

5 最後，將煎好的天貝裝盤，搭配步驟「蔬菜莎莎」食用即可。

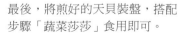

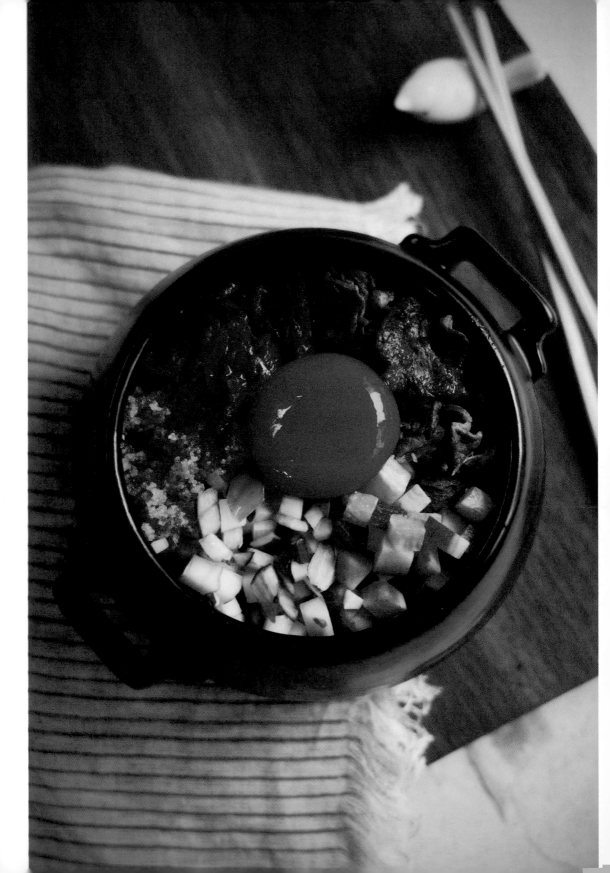

牛腩飛魚卵
石鍋飯

熱量	脂肪	蛋白質	碳水化合物	膳食纖維
572 kcal	41g	35g	15.9g	4g

用白花椰菜取代米飯來做碗飛魚卵石鍋飯吧！口感爽脆的飛魚卵，會讓人忘了沒有吃到米飯，一樣很滿足喔！再加上起司和牛腩等蛋白質，是一道十分美味的健康減肥餐！

材料

花椰菜米 100g・小黃瓜、紫洋蔥各 50g・飛魚卵 20g・炒辛奇（＊）40g・牛腩片 100g・蛋黃 1 顆・莫札瑞拉起司 30g・橄欖油、紫蘇油各 1 大匙

（＊譯註：韓國 2021 年官方正式將「泡菜」中文譯名定為「辛奇」，取自辛辣的「辛」與新奇的「奇」。）

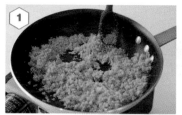

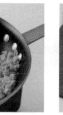

1. 均勻倒入 1 大匙的橄欖油，再加入花椰菜米熱炒，起鍋後裝進容器裡。

2. 將小黃瓜和紫洋蔥清洗乾淨後，切成丁狀。

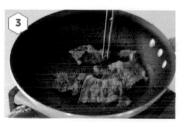

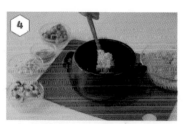

3. 另起油鍋，將牛腩片放進鍋裡煎熟後，切成一口的大小。

4. 將紫蘇油倒入韓式陶鍋（也可替換成鑄鐵鍋或砂鍋）裡，用油刷均勻地塗抹，然後將花椰菜米裝進飯鍋裡，再撒上滿滿的莫札瑞拉起司。

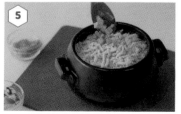

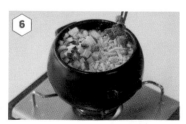

5. 在起司上方整齊地擺上剛剛切好的辛奇等食材及牛腩片，接著將蛋黃放在中間。

6. 將飯鍋以小火煮滾，只要煮到起司融化就大功告成了！

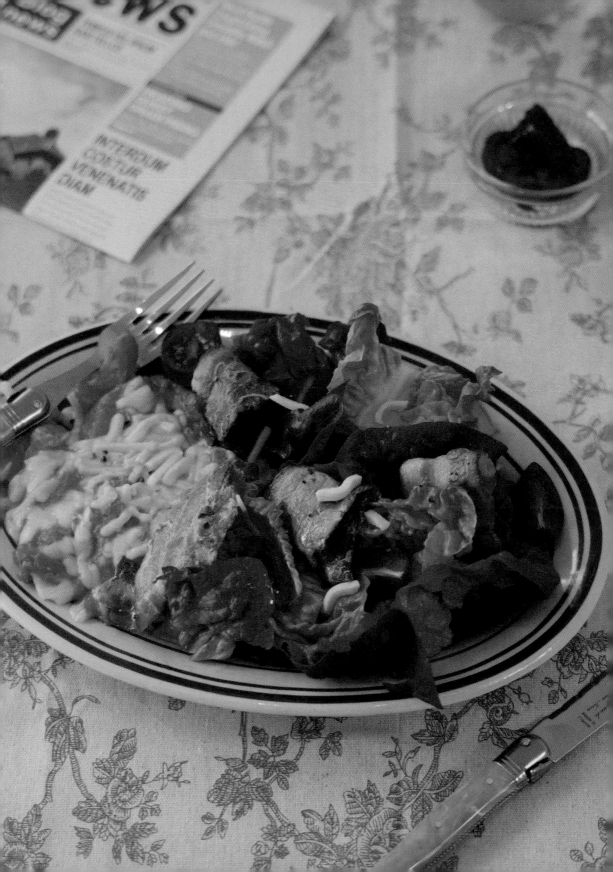

蛋多多
鮮蔬沙拉

熱量	脂肪	蛋白質	碳水化合物	膳食纖維
708 kcal	82.5g	31.3g	18.4g	10.3g

「蛋多多鮮蔬沙拉」
是將人氣三明治食譜
裡的蛋料理製作成沙
拉。用滿滿的雞蛋來
替代麵包，減少碳水
化合物的攝取，讓整
個上午充滿朝氣！

材料

結球萵苣 1 顆・小番茄
8 顆・培根 2 片・雞蛋 3
顆・鮮奶油 50g・莫札瑞
拉起司 20g・鹽巴、胡椒
粉少許・無鹽奶油 10g

沙拉醬

橄欖油美乃滋 3 大匙・是
拉差香甜辣椒醬 1 大匙・
檸檬汁、赤藻糖醇各 2 茶
匙・墨西哥辣椒 4 根

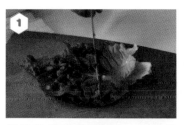

將結球萵苣取下數片，清洗乾
淨、將水瀝乾。如果太大片，可
以再另外切成方便食用的大小。

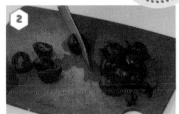

將小番茄洗淨去蒂頭，切半。

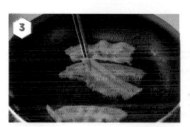

將培根切半，放入鍋中煎得兩面
酥脆。

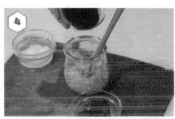

將沙拉醬食材全部都裝進碗裡攪
拌均勻。

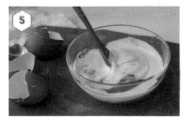

另用一個大碗，打入 3 顆雞蛋和
鮮奶油，再添加少量的鹽巴、胡
椒粉之後攪拌均勻。

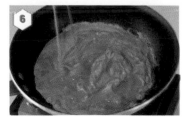

將無鹽奶油放進鍋裡，待奶油融
化後，再倒入蛋汁，等蛋半熟時
再用筷子攪拌製成炒蛋。最後，
將所有食材裝盤後撒上莫札瑞拉
起司，搭配沙拉醬一起食用。

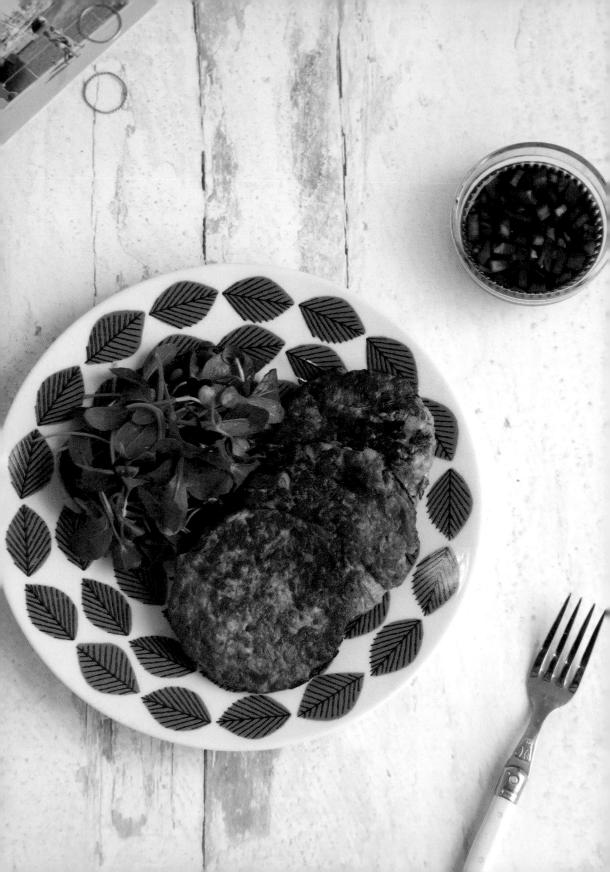

肉蛋煎餅

熱量	脂肪	蛋白質	碳水化合物	膳食纖維
575 kcal	44.9g	30.9g	11.4g	1.7g

吃不胖的
早餐

大家可能會心想：「一大早就開始吃煎餅！」會不會很麻煩？但煎餅製作起來比想像中簡單，吃起來也很飽足，所以推薦製作煎餅當早餐。建議大家前一天提前做好放進冰箱冷藏，隔天早上只要煎熟就可以輕鬆食用。

材料

洋蔥 40g・胡蘿蔔 30g・辣椒 1 根・蔥 1/3 段・豬絞肉 100g・雞蛋 2 個・蒜末 1/2 大匙・鹽巴 1/2 茶匙・胡椒粉少許・橄欖油適量

醬料

醬油 2 大匙・水 1 小匙・洋蔥切丁 1 大匙・白醋 1/2 大匙・阿洛酮糖（allulose）1/2 茶匙

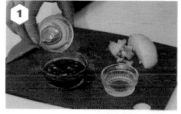

先將醬油、水、白醋和阿洛酮糖攪拌均勻。

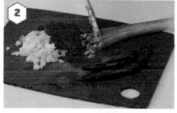

將洋蔥、胡蘿蔔、蔥和去籽辣椒洗淨瀝乾後，全都切丁。

將豬絞肉、切丁的蔬菜、雞蛋、鹽巴、胡椒粉、蒜末全都拌在一起。（以這個狀態裝進密封容器，放進冰箱冷藏，隔天早上再煎來吃即可）

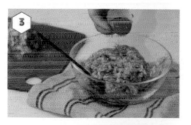

鍋子加熱後倒入油，將步驟③的食材挖出 2 湯匙，整型成圓形來煎。由於沒有另外加麵粉，所以煎餅面積太大會破掉，建議可以以小面積來煎。

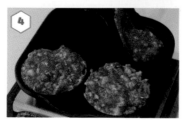
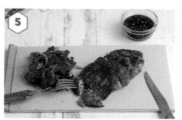

兩面煎得酥黃之後，放在盤子上，再搭配醬料就完成囉！

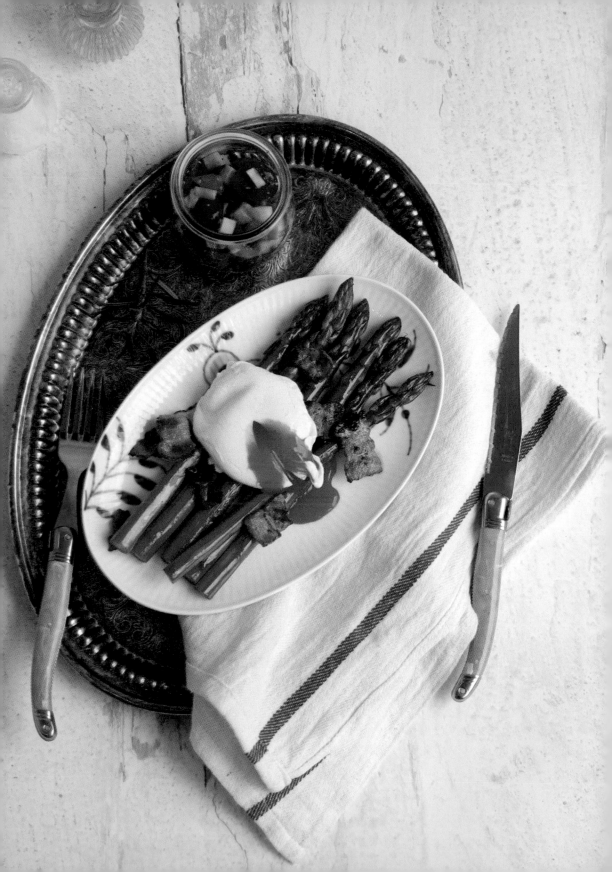

蘆筍培根
水波蛋

熱量	脂肪	蛋白質	碳水化合物	膳食纖維
725 kcal	68.9g	15.5g	27g	14g

吃不胖的
早餐

水波蛋是早餐菜單裡極具代表性的蛋料理！雖然看起來很需要技巧，但其實製作起來比想像中簡單喔！再搭配清爽的蔬菜及番茄莎莎醬，健康又營養豐富的早餐就完成了！

材料

蘆筍 5 根・培根 2 片・雞蛋 1 顆・鹽巴、胡椒粉少許・白醋、橄欖油各 1 大匙

番茄莎莎醬

小番茄 6 顆・小黃瓜 50g・紅洋蔥 40g・黃甜椒 1/6 顆・橄欖油、檸檬汁各 3 大匙・顆粒芥末醬、阿洛酮糖各 1/2 大匙・鹽巴 1/2 茶匙・胡椒粉少許

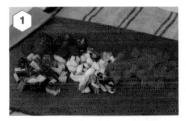

將小番茄、小黃瓜、紅洋蔥、甜椒等洗淨瀝乾，分別切成玉米粒大小。

將步驟①切好的蔬菜跟剩下的「番茄莎莎醬」材料放進碗裡、攪拌均勻。（事先將「番茄莎莎醬」製作好放進冰箱冷藏，需要時再拿出來食用，風味更佳。）

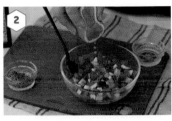

將蘆筍根部切除，較硬的外皮用削皮器輕輕地去除。起一油鍋，再將處理好的蘆筍放進鍋裡輕輕拌炒至熟。撒上鹽巴、胡椒粉後裝盤。

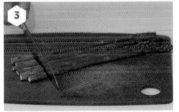

接著，將切成一口大小的培根煎得酥脆。

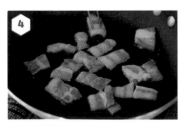

製作水波蛋：將鍋子裝滿水，當水煮滾時加入一大匙白醋，將事先打好的蛋放進鍋中煮兩分鐘，接著放進冷水裡冷卻。

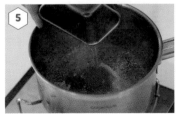

將步驟⑤的水波蛋放在步驟③的蘆筍上方，也將煎好的培根放上去。搭配步驟②製作的「番茄莎莎醬」食用。

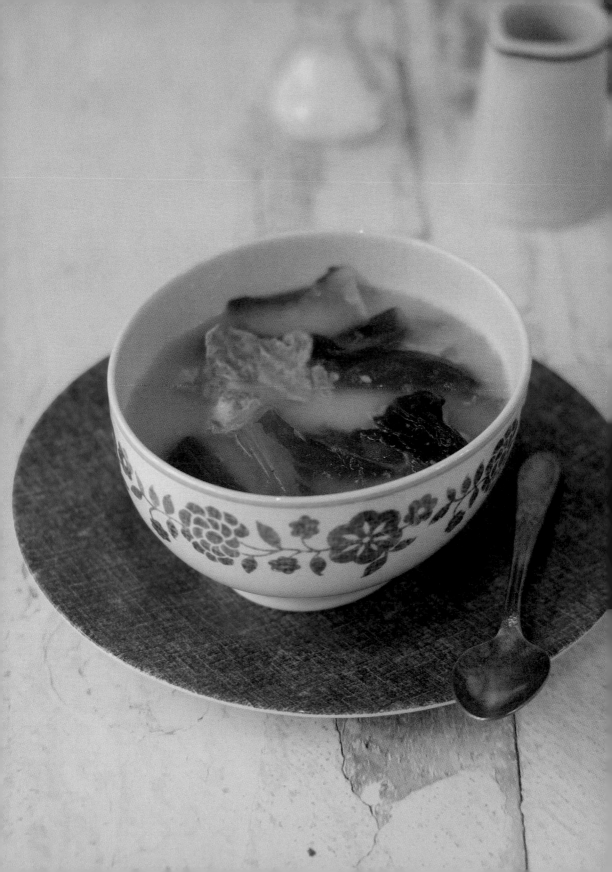

濃郁番茄雞蛋湯

熱量	脂肪	蛋白質	碳水化合物	膳食纖維
210 kcal	12g	18.7g	7.3g	1.5g

吃不胖的早餐

各位都很熟悉番茄炒蛋吧？那麼，來一道「濃郁番茄雞蛋湯」如何呢？番茄、雞蛋配上喝了會讓身體暖和的牛骨高湯，簡單熬煮之後，掃除疲憊、讓早晨充滿活力又營養充沛的湯品就大功告成囉！ ✳

材料

番茄 1 顆・小白菜 100g・雞蛋 2 顆・水 1 杯・牛骨高湯 2 杯・韓式魚露 1 大匙・鹽巴、胡椒粉少許

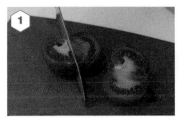

將番茄清洗乾淨、蒂頭去除後，切成八等分。

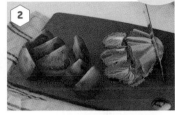

將小白菜清洗乾淨後，切成約2cm 長。

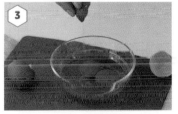

在大碗中事先打入雞蛋。

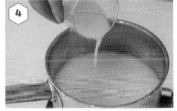

起一湯鍋，以 2：1 的比例將牛骨湯和水倒入湯鍋裡煮滾。（用鯷魚昆布高湯或雞高湯來取代牛骨湯也可以）

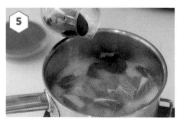

等高湯煮滾，放入小白菜再次煮滾。同時也將韓式魚露倒入鍋裡拌勻。

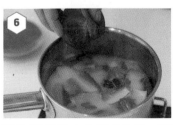

將步驟⑤的小白菜煮軟後，再放入番茄。

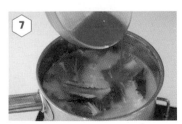

接著，把雞蛋倒入步驟⑥的湯鍋裡，等雞蛋煮熟浮起後，再加鹽巴和胡椒粉提味即完成。

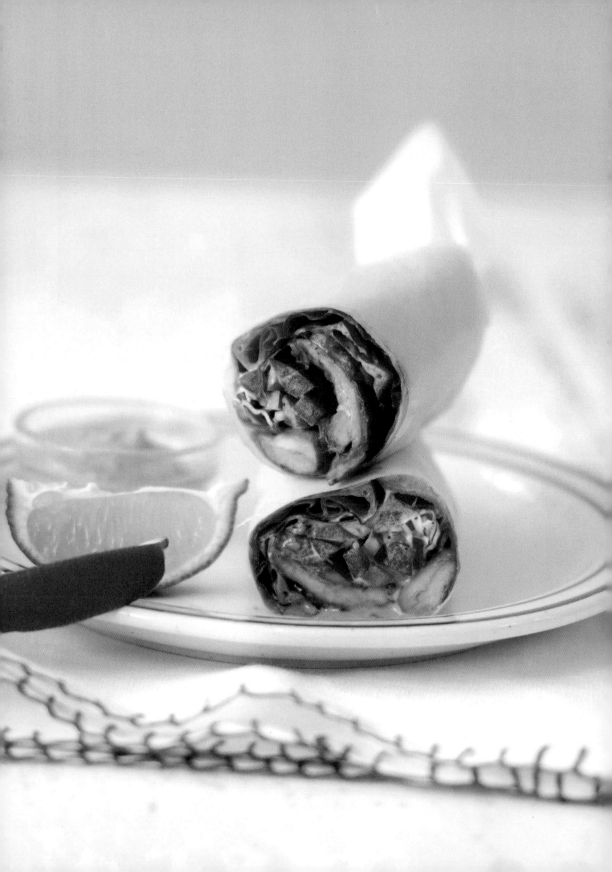

韓式味噌雞肉捲 ✳

熱量	脂肪	蛋白質	碳水化合物	膳食纖維
754 kcal	61.6g	25.6g	48g	28.8g

吃不胖的
早餐

雞肉捲製作起來十分簡單，非常適合早上總是很忙碌、無法好好準備一頓早餐的你。使用低醣的椰子捲餅皮來取代墨西哥薄餅皮，再配上美味的食材就可以享用輕盈無負擔的一餐。

材料

萵苣 4 片・甜椒 1/4 顆・番茄 1/2 顆・紫甘藍葉 2 片・去骨雞腿肉 2 塊・椰子捲餅皮 2 片（台灣可線上購買）・椰子油 1 大匙

韓式味噌醬

韓式味噌 3 大匙・美乃滋、蒸餾式燒酒各 1 大匙・醬油 2 茶匙・阿洛酮糖 1 茶匙

芝麻美乃滋醬

橄欖油美乃滋 2 大匙・醬油、赤藻糖醇各 1/2 大匙・芝麻粉 1 大匙・檸檬汁、芝麻油各 1 茶匙

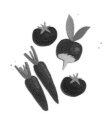

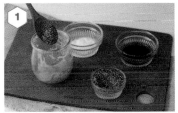

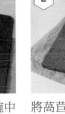

將芝麻美乃滋醬的食材放入碗中攪拌均勻。

將萵苣清洗乾淨、把水瀝乾。將萵苣根部切除。

將甜椒、紫甘藍葉切絲。番茄則切成 4 等分。

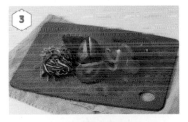

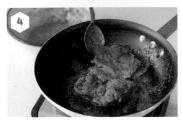

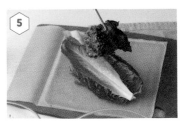

在大碗中調製好韓式味噌醬之後，加入雞腿肉拌勻醃製 20 分鐘。在平底鍋倒入椰子油後，將雞腿肉放進鍋裡煎。雞腿肉包覆著韓式味噌醬，很容易焦掉，所以請轉小火、蓋上鍋蓋、慢慢地等候雞肉變熟後取出備用。

將椰子捲餅皮放置於砧板上鋪平，再放上萵苣、煎好的雞腿肉、甜椒、番茄、紫甘藍葉，撒上步驟①的「芝麻美乃滋醬」之後，再將餅皮捲起。捲好餅皮後，再切成適合食用的大小就完成了！

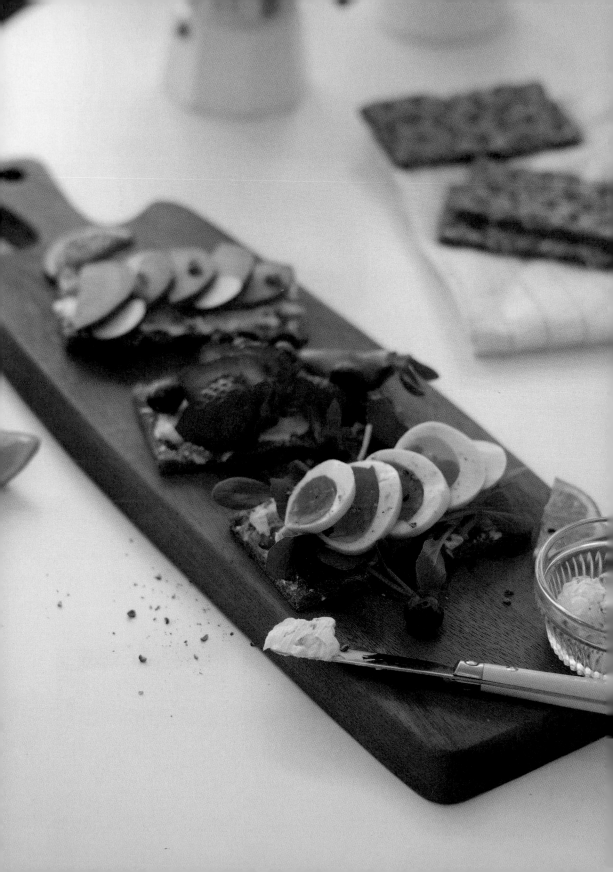

華麗的
開放式三明治

	熱量	脂肪	蛋白質	碳水化合物	膳食纖維
	505 kcal	38g	14.8g	36g	18.6g

吃不胖的
早餐

推薦可以使用低碳麵包或低醣餅乾來製作開放式三明治（Open Sandwich）。
製作這樣的開放式三明治就可以少吃一片麵包的熱量和醣質，
看起來也很美味可口，好好享受一天的第一頓美食吧！

材料

低碳麵包或低碳餅乾 3
片・草莓 2 顆・藍莓 10
顆左右・酪梨 1/2 顆・水
煮蛋、櫻桃蘿蔔各 1 個・
寶貝生菜少許・奶油乳酪
50g・核桃碎 2 大匙・阿
洛酮糖 1 茶匙・檸檬 1/4
粒

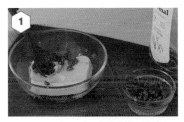

將奶油乳酪放置室溫下，靜置變
軟之後，再加入核桃碎和阿洛酮
糖，攪拌均勻。

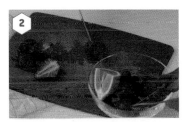

將水果清洗乾淨，草莓切半。櫻
桃蘿蔔切成圓形薄片。也將寶貝
生菜洗淨瀝乾。

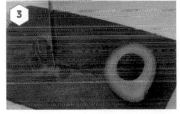

將酪梨去皮、去籽後薄切，灑上
一點檸檬汁。

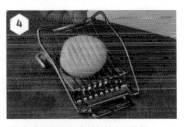

將水煮蛋的殼剝掉後切薄片。

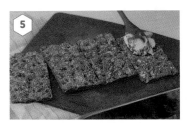

在低碳麵包或低碳餅乾上，塗滿
奶油乳酪。

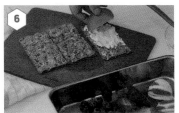

再將清洗好的寶貝生菜、草莓、
藍莓、酪梨和水煮蛋依序放上就
完成囉！

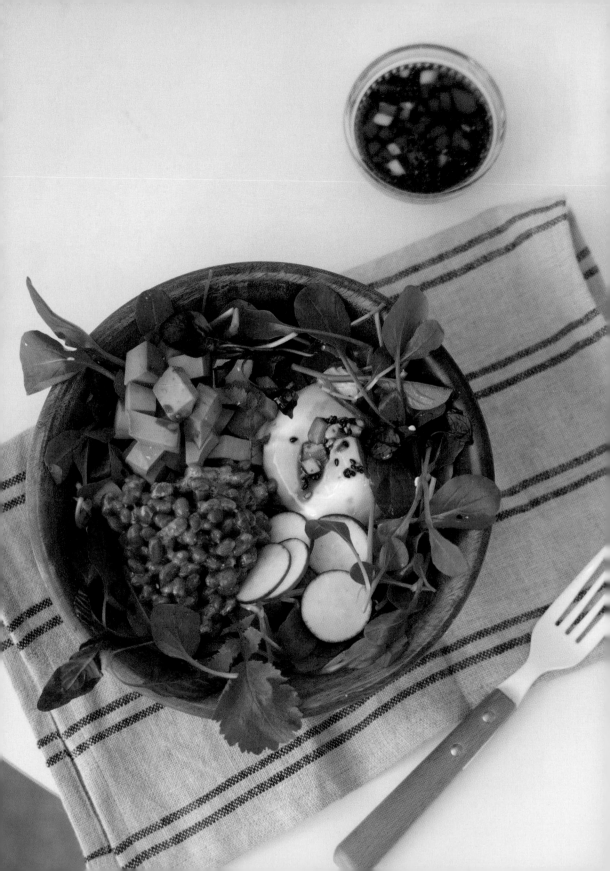

納豆豆腐
輕沙拉

	熱量	脂肪	蛋白質	碳水化合物	膳食纖維
	614 kcal	52g	19.1g	28.6g	16.4g

吃不胖的
早餐

用納豆製作簡單的沙拉作為早餐吧！再加入嫩豆腐提升飽足感，
即使是不喜歡納豆特有味道的朋友，也可以無負擔地享用這一道料理。
配上味道辛辣的東方芥末沙拉醬，味道十分和諧！

材料

寶貝生菜 130g・納豆 1 包
（約 50g）・嫩豆腐 1 盒
（90g）・酪梨 1/2 顆・櫻
桃蘿蔔 1 顆

東方芥末沙拉醬

芥末、芝麻油各 1 茶匙・
醬油 3 大匙・白醋・洋蔥
末・綠橄欖末各 2 大匙・
赤藻糖醇 2 茶匙・黑芝麻
少許

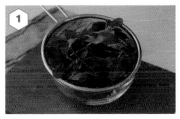

將寶貝生菜清洗乾淨，水分瀝
乾，備用。

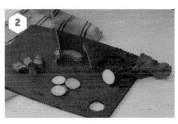

將酪梨去皮及籽，切成適合食用
的一口大小。將櫻桃蘿蔔洗淨切
薄片。

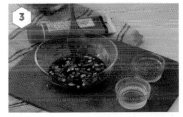

將東方芥末沙拉醬的食材全都放
入碗中攪拌均勻。

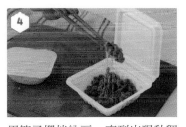

用筷子攪拌納豆，直到出現黏稠
的細絲。

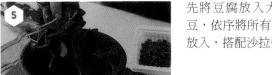

先將豆腐放入大碗，再放入納
豆，依序將所有的沙拉食材一一
放入，搭配沙拉醬食用。

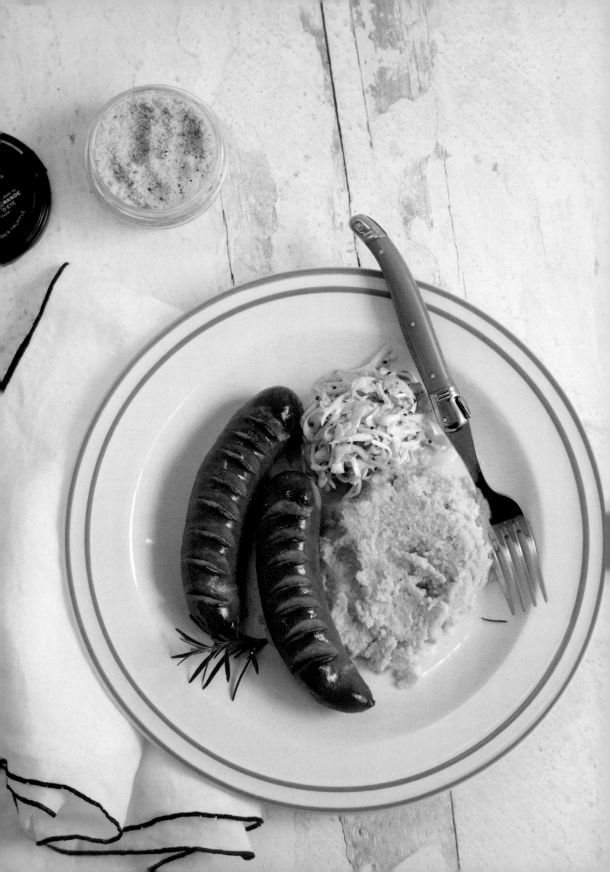

煎香腸
佐花菜泥 ✳

	熱量	脂肪	蛋白質	碳水化合物	膳食纖維
	735 kcal	55.3g	37.3g	31.5g	16.8g

吃不胖的
早餐

使用無添加物的香腸來製作一份肉含量很高的早餐吧！
用花椰菜泥代替馬鈴薯，搭配香腸來吃，料理出獨特的風味！
再搭配口感清爽的高麗菜沙拉來食用，真是料理絕配！

高麗菜沙拉
高麗菜 300g・橄欖油美乃滋 4 大匙・芥末籽、檸檬汁各 1 大匙・白醋、赤藻糖醇各 2 大匙・鹽巴 1/2 茶匙・胡椒粉少許

花椰菜泥
白花椰菜 300g・無鹽奶油 10g・莫札瑞拉起司 50g・鹽巴 1/2 茶匙

材料
香腸 2 根・橄欖油 1 大匙

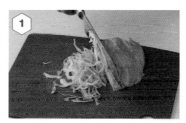

高麗菜洗淨瀝乾，切細之後裝進碗裡，再倒入沙拉醬、攪拌均勻。（可以提前在前一晚就製作好，放進冰箱裡冷藏，等需要時再拿出來吃，風味更佳）

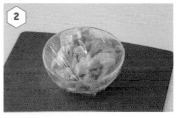

將白花椰菜洗淨，切小塊放進電鍋裡蒸 10 分鐘左右（外鍋放一杯水）。或者將花椰菜裝進耐熱容器裡、包上保鮮膜後用微波爐微波 7～10 分鐘左右。

將白花椰菜取出和莫札瑞拉起司、奶油、鹽巴放進食物攪拌機裡，製作成花椰菜泥。

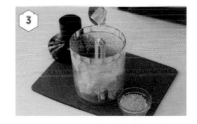

在香腸上劃個幾刀。將油倒入平底鍋，放入香腸，在鍋裡煎至酥脆起鍋。

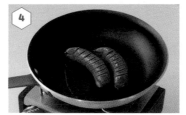

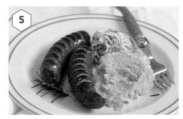

將煎好的香腸、花椰菜泥和高麗菜沙拉裝進盤子裡，即可食用。

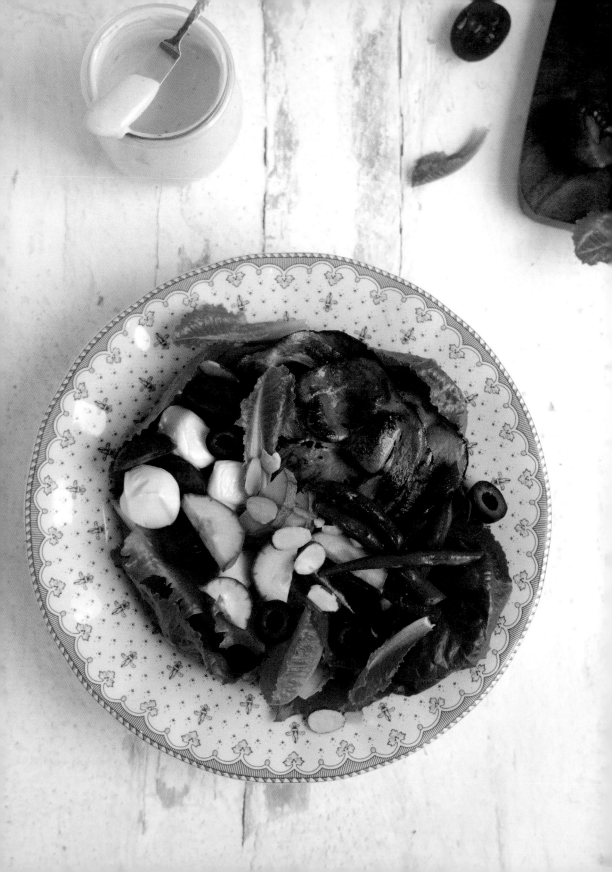

培根鮮蔬沙拉

	熱量	脂肪	蛋白質	碳水化合物	膳食纖維
	958 kcal	89.9g	28.5g	18.1g	8.3g

用豬頸肉製作的培根比起一般培根更不油膩，口感也更有嚼勁。
用口感清爽的培根製作早餐，讓全身的細胞都甦醒過來。

材料

蘿蔓萵苣 100g・小番茄 6
顆・小黃瓜 1/4 根・四季
豆 30g・黑橄欖 5 個・培
根 70g・迷你莫札瑞拉起
士 6 顆・無鹽奶油 10g

優格沙拉醬

橄欖美乃滋 50g・無糖優
格 30g・檸檬汁 7g・阿洛
酮糖 5g・鹽巴、胡椒粉、
香芹粉少許

將蘿蔓萵苣清洗乾淨後，將水瀝
乾撕成一口大小。

將小番茄切成一半，把番茄去蒂
再切成半月形。比較長的四季豆
可以再對切。黑橄欖切成圓形，
備用。

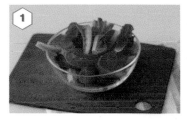

拿出培根和莫札瑞拉起士。將培
根放進平底鍋裡，煎得酥脆。

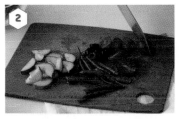

將奶油放進鍋裡，待奶油融化之
後，再放入四季豆用大火拌炒。

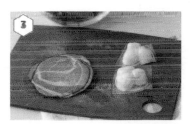

將優格沙拉醬的食材全都攪拌均
勻。接著，煮好的食物擺入盤
中，搭配優格沙拉醬食用。

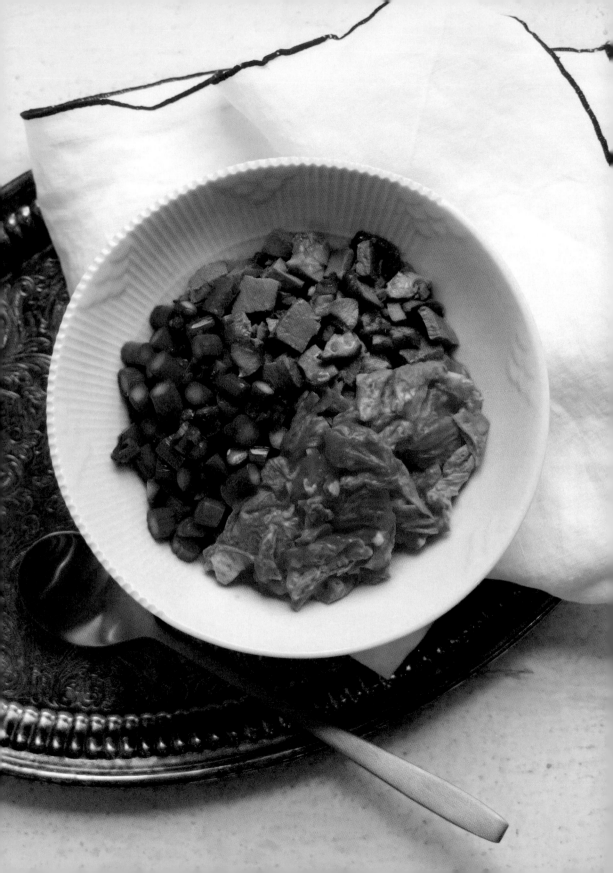

三色蓋飯

熱量	脂肪	蛋白質	碳水化合物	膳食纖維
630 kcal	48.2g	22.5g	32.5g	10.4g

吃不胖的
早餐

今天，想好好吃一頓早餐嗎？推薦這一道「三色蓋飯」，
製作起來非常簡單且營養充足。使用蒟蒻飯來取代米飯，
減少碳水化合物的攝取，但吃起來依然充滿飽足感！

RECIPE

材料

蒟蒻飯一包（125g）·煙
燻鴨肉 100g·蘆筍 2 根·
雞蛋 1 顆·橄欖油適量

將糙米和蒟蒻以 1：3 的比例來
煮飯，煮好後裝進碗裡。（最
近市面上販售許多加熱即食的蒟蒻
飯，懶得親自做飯的讀者，也可以
購買加熱即食的蒟蒻飯來製作料
理。）

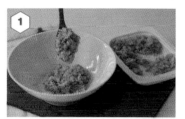

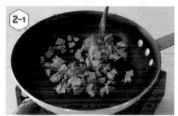

將煙燻鴨肉切成 2×2cm 左右的
大小，直接放進鍋裡拌炒，不用
另外加油。

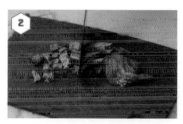

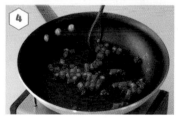

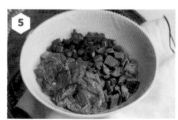

在一大碗中，放入雞蛋，加鹽巴
和胡椒粉，攪拌均勻。在平底鍋
裡倒入一點油，倒入蛋汁、以小
火煎蛋。蛋的底部凝固後，可以
用筷子一邊攪拌，蛋幾乎全熟時
即可起鍋。

將蘆筍根部切除後，將蘆筍切成
煙燻鴨肉的大小。鍋子加熱後倒
入油再放入蘆筍、用大火輕炒蘆
筍。此時，可以加一點鹽巴和胡
椒粉提味，然後將蘆筍起鍋。

在碗裡裝入蒟蒻飯，再放上煙燻
鴨肉、蘆筍和炒蛋即可完成。

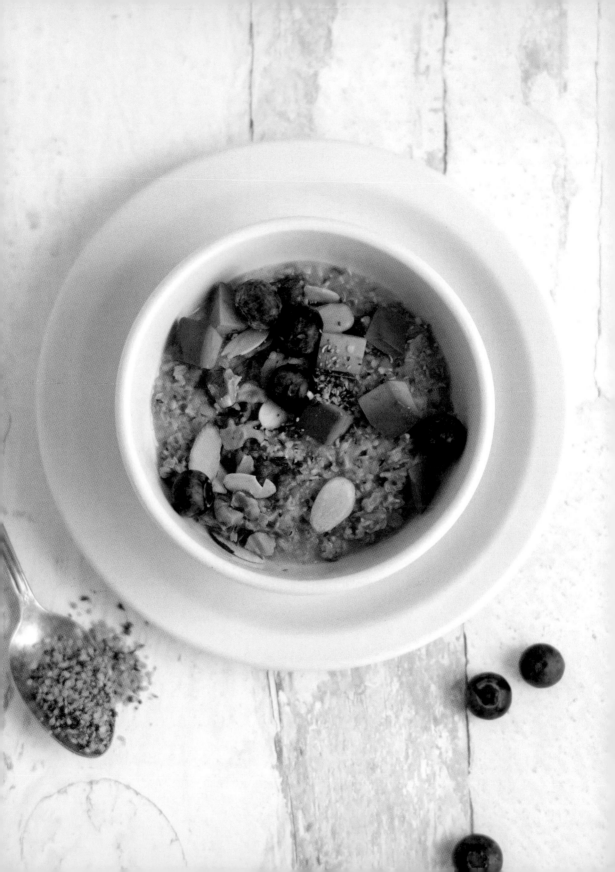

酪梨堅果燕麥粥

熱量	脂肪	蛋白質	碳水化合物	膳食纖維
422 kcal	30.1g	11.5g	33g	12g

吃不胖的早餐

「麥片粥（porridge）」是指在燕麥片裡加入牛奶或水，煮成如同粥的食物。在英國時常當作早餐食用。我改成在麥片裡加入杏仁奶、減少碳水化合物的含量。再加上大麻籽（Hemp Seed）、酪梨和多種堅果類，輕鬆做出健康的一餐。

材料

即食燕麥片 30g・杏仁奶 180g・大麻籽 1 大匙・酪梨 1/2 顆・藍莓少許・杏仁片 10g・核桃 15g

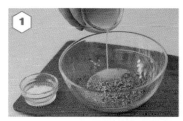

在碗裡倒入即食燕麥片和杏仁奶，放進微波爐加熱 1 分鐘～1 分鐘 30 秒。

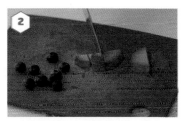

將酪梨去皮及籽後，切成方便食用的大小。用清水將藍莓洗淨。

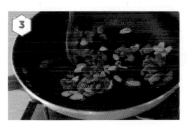

將杏仁片和核桃放入鍋裡炒，不需要倒油。炒好之後再切成方便食用的大小。

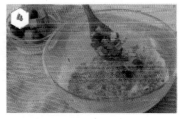

將燕麥粥加熱，加入炒好的杏仁片和核桃，以及酪梨塊然後再撒上大麻籽即可食用。（若喜歡吃起來有甜味，也可以稍微加一點阿洛酮糖，風味更佳。）

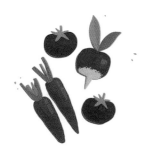

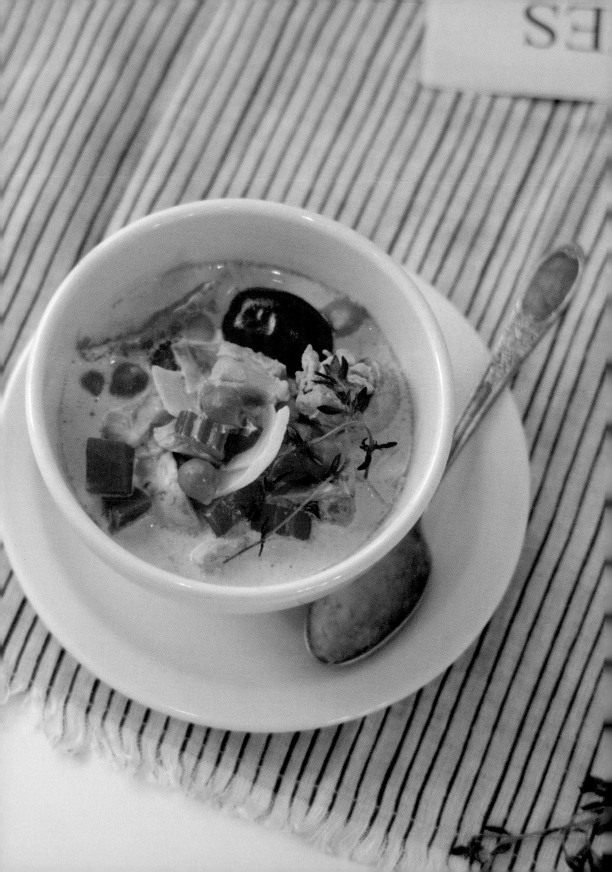

鷹嘴豆雞肉濃湯

熱量	脂肪	蛋白質	碳水化合物	膳食纖維
171.5 kcal	158.3g	34.9g	39g	7.5g

吃不胖的
早餐

想喝一碗溫暖的濃湯嗎？今天就用雞肉和鷹嘴豆來煮一碗不添加麵粉的濃湯吧！暖呼呼的濃湯味道單純但濃郁，適合在冬天作為早餐食用。

材料（兩人份）

泡水後的鷹嘴豆 50g・洋蔥 1/4 顆・西洋芹 1 根・胡蘿蔔 1/3 個・高麗菜葉 3 片・小番茄 4～5 顆・雞腿肉 2 塊・水（或雞高湯）1 杯・鮮奶油 2 杯・無鹽奶油 15g・鹽巴、胡椒粉適量・帕馬森起司粉適量

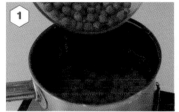

鷹嘴豆泡水 3～4 小時至膨脹。再將泡過的鷹嘴豆放進鍋子裡煮 20～30 分鐘。

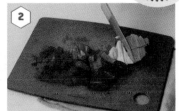

將洋蔥去皮、胡蘿蔔、高麗菜、西洋芹洗淨，切成適合食用的一口大小。將小番茄洗淨切半。

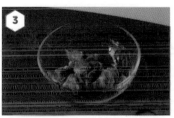

雞腿肉清洗乾淨，再切成方便食用的大小。

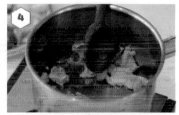

將鍋子加熱放入無鹽奶油，待奶油融化後再加入雞肉拌炒。等雞肉半熟，再將事前切好的洋蔥、芹菜、胡蘿蔔、高麗菜、小番茄一起放進去拌炒。

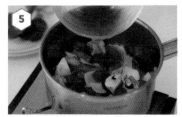

將大火拌炒步驟④的蔬菜，放入水或雞高湯進去煮。

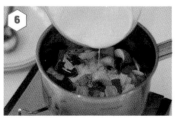

等雞肉全部煮熟後，放入鮮奶油再重新煮滾一次。

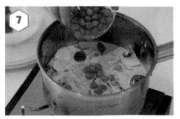

等全部食材都煮熟，再放入鷹嘴豆，加入鹽巴和胡椒粉提味即可完成。也可按照個人口味喜好自由添加帕馬森起司粉。

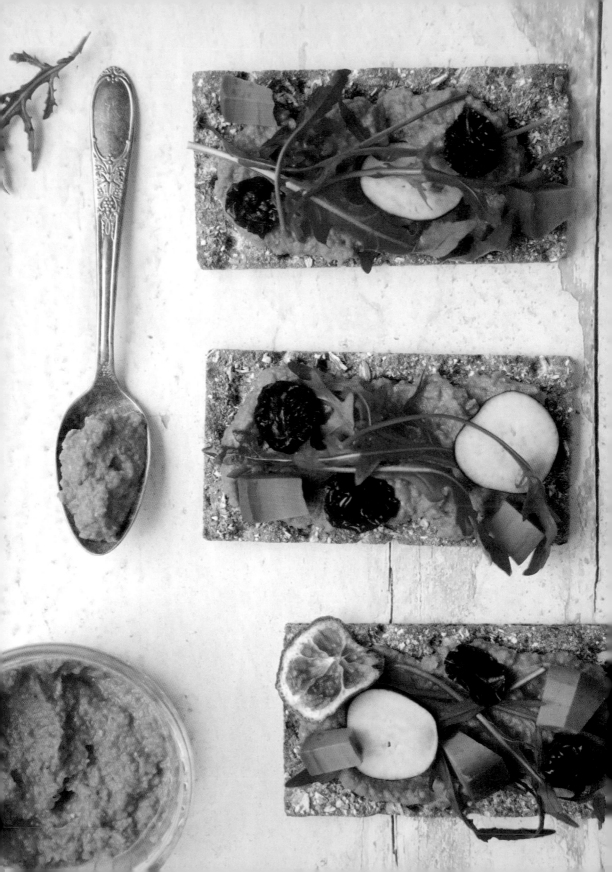

綠色鷹嘴豆泥開放三明治 ✳

熱量	脂肪	蛋白質	碳水化合物	膳食纖維
684 kcal	55.1g	11.5g	43.5 g	20.1g

吃不胖的**早餐**

鷹嘴豆泥（hummus）是中東地區常見的食用沾醬，將鷹嘴豆搗碎製成。
再添加富含蛋白質和纖維的橄欖油，就成了擁有好油脂的健康餐！
使用鷹嘴豆泥取代一般沾醬，製作一份具有飽足感又清爽的開放三明治吧！

綠色鷹嘴豆泥（兩人份）

泡水後的鷹嘴豆 150g・蒜泥 1/2 茶匙・鹽巴 1/3 茶匙・橄欖油 4 大匙・酪梨 1/2 顆・芝麻 2 大匙・檸檬汁 1 大匙・紅椒粉少許

材料

低糖蘇打餅乾 2 片・櫻桃蘿蔔 2 顆・日曬番茄乾、芝麻菜 少許・酪梨 1/2 顆

T | I | P

可以將小黃瓜、甜椒、萵苣切成薄片來代替低糖蘇打餅乾，減少碳水化合物的攝取。

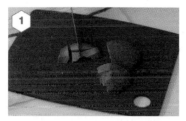

將酪梨去皮、去籽，將 1/2 顆酪梨切成小塊。另外 1/2 顆酪梨則切成方便攪拌的大小。

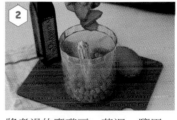

將煮過的鷹嘴豆、蒜泥、鹽巴、橄欖油、製作鷹嘴豆泥用的酪梨、芝麻、檸檬汁、紅椒粉等放進食物攪拌機裡攪拌。

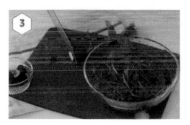

將芝麻菜清洗乾淨，將水瀝乾，將櫻桃蘿蔔切成圓形薄片。

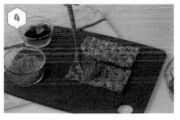

將步驟②的綠色鷹嘴豆泥塗在蘇打餅乾上，再放上芝麻菜、酪梨、日曬番茄乾、櫻桃蘿蔔等即可完成。

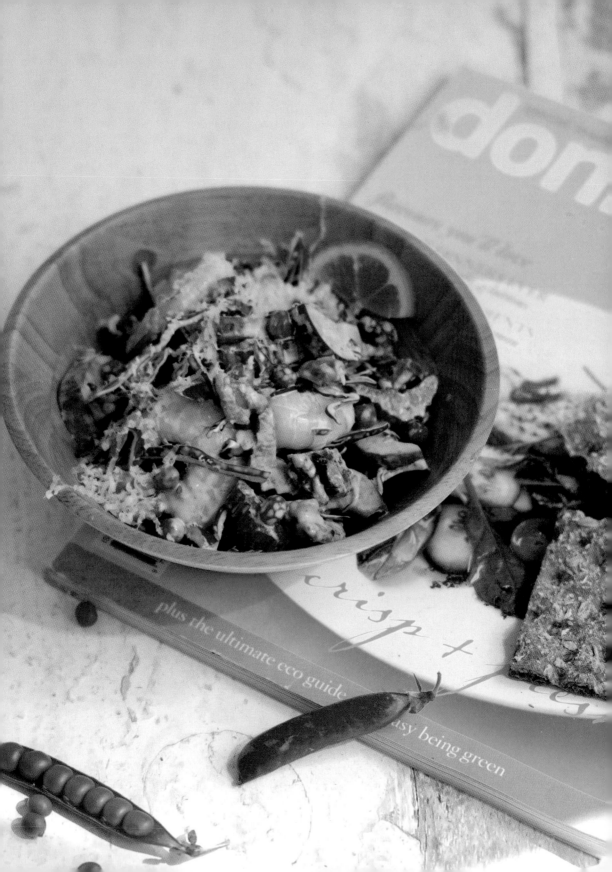

鮮蝦高麗菜沙拉

	熱量	脂肪	蛋白質	碳水化合物	膳食纖維
	553 kcal	39g	32.6g	29.2 g	13.8g

吃不胖的
早餐

想輕鬆吃一頓早餐時，試看看這道口味清爽的鮮蝦高麗菜沙拉如何？
可以在前一天提前製作好、放進冰箱冷藏，隔天再拿出來吃，風味更佳。
除了下列食材以外，也可以搭配低糖麵包食用，增添飽足感！

材料

鮮蝦 10 隻・豌豆 30g・
紫甘藍 150g・小黃瓜 1/3
根・西洋芹 1 根・核桃
5～6 小塊（再另外搗碎）

沙拉醬

橄欖美乃滋 3 大匙・帕馬
森起司粉 2 大匙・檸檬汁
1 大匙・白醋 1 茶匙・鹽
巴 1/2 茶匙・阿洛酮糖 2
茶匙・香芹粉少許

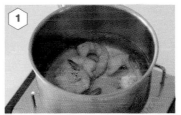

將鮮蝦去殼和腸泥，洗淨後放進
滾水裡汆燙，然後再撈出來過冰
水保持脆彈口感。

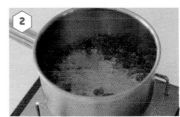

豌豆也放進滾水裡煮熟撈起，備
用。（使用冷凍豌豆也很方便。）

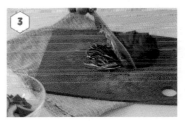

將紫甘藍洗淨切絲。小黃瓜洗淨
切半後將籽挖出、切成半月形。
西洋芹也切成方便食用的大小。

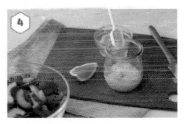

將沙拉醬食材放進大碗中，攪拌
均勻。

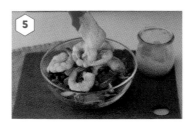

除了核桃以外的所有食材，都放
進碗裡，再加入步驟④的沙拉
醬攪拌均勻。最後再放入搗碎的
核桃，拌勻就完成囉！

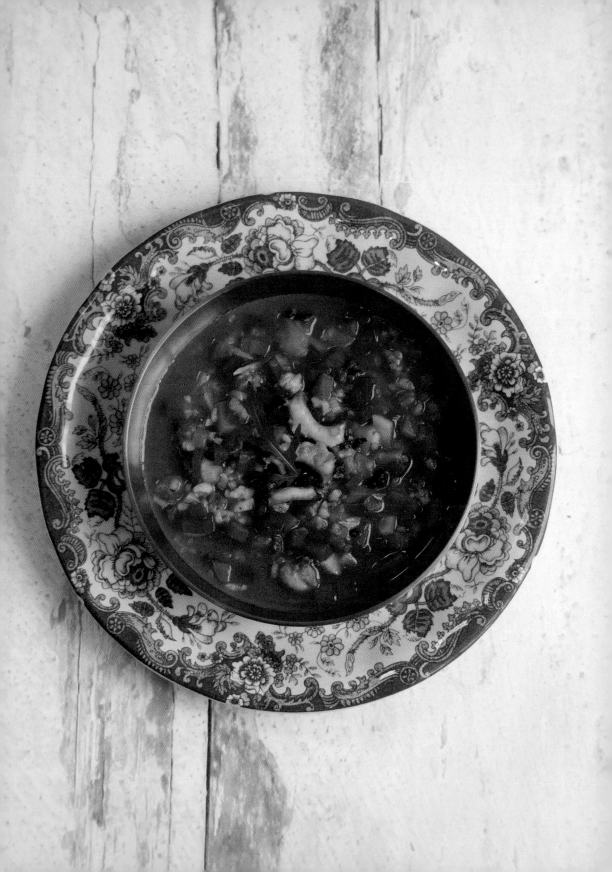

鮑魚蔬菜
糙米粥

熱量	脂肪	蛋白質	碳水化合物	膳食纖維
386 kcal	17.8g	21.4g	38 g	9.7g

吃不胖的
早餐

在施行低醣飲食的過程中，偶爾也會想吃一下米飯！這種時刻，搭配自己想
攝取的碳水化合物量，選擇添加蒟蒻的糙米飯來食用也是不錯的選擇。如果煮
成粥來吃，就算飯量不多，也可以感受到飽足感。

材料

鮑魚 2 個·蒟蒻糙米飯
1 包（125g）·洋蔥、櫛
瓜、胡蘿蔔各 30g·無鹽
奶油 20g·水（或者昆布
高湯）3 杯·鹽巴、胡椒
粉適量

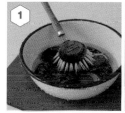

用刷子將鮑魚清洗乾淨，然後把外殼和肉分離。另外將鮑魚內臟
挖出來搗碎、將紅色嘴巴的部分切掉。鮑魚肉則切成方便食用的
大小。

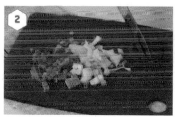

將洋蔥去皮、櫛瓜、胡蘿蔔洗淨
瀝水，切小塊備用。

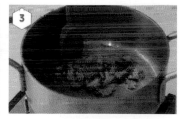

將奶油放進鍋裡融化，再放入處
理過的鮑魚肉，輕輕拌炒。

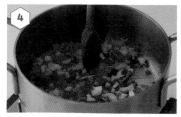

將步驟③切好的蔬菜也一併放
入鍋中拌炒。

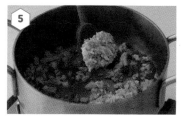

將步驟④的洋蔥炒至透明狀，
再放入蒟蒻糙米飯和水來煮。

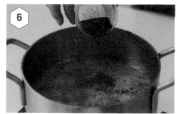

等步驟⑤的湯汁蒸發收汁、糙
米飯膨脹後，再放入搗碎的鮑魚
內臟攪拌，然後添加鹽巴、胡椒
粉提味即可完成。

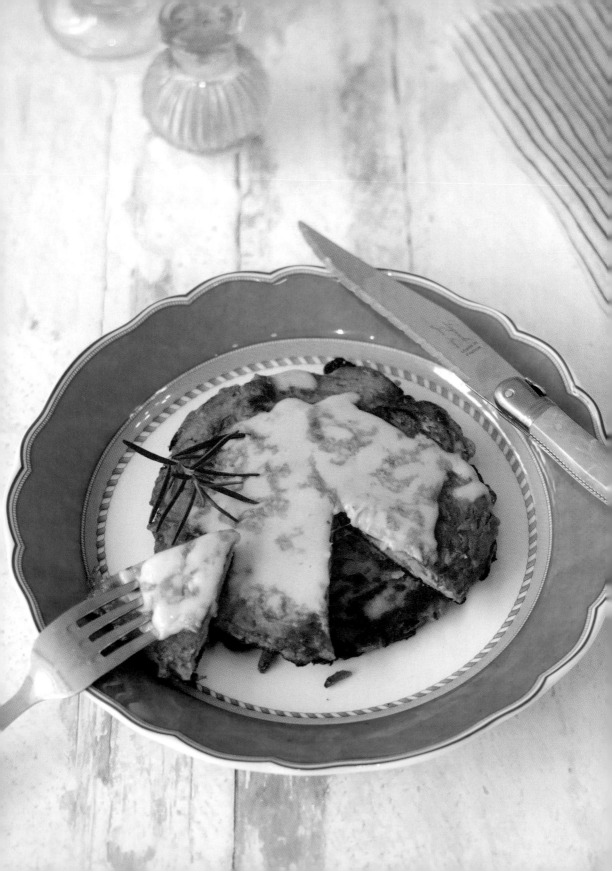

韓國櫛瓜起司煎餅 ✳

	熱量	脂肪	蛋白質	碳水化合物	膳食纖維
	800 kcal	58.7 g	43.2 g	22 g	8.1g

吃不胖的早餐

喜歡吃鬆餅，但又怕麵粉嗎？試著使用蔬菜取代麵粉吧！
將韓國櫛瓜切成薄片，用來製作煎餅，香甜的味道格外地融洽。
再添加起司，讓這道料理的風味更加豐富、濃郁。

材料

櫛瓜 1/2 根・洋蔥 30g・
蔥 1/3 根・杏仁粉、莫
札瑞拉起司各 50g・雞蛋
2 顆・無鹽奶油 20g・鹽
巴、胡椒粉適量

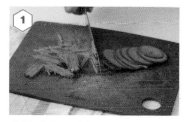

將櫛瓜洗淨瀝水，薄切（儘量切到最薄）再切細絲。

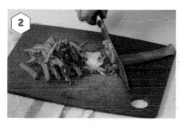

將洋蔥去皮和蔥洗淨瀝水，切絲。

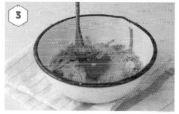

將櫛瓜、洋蔥絲、蔥絲一起裝進碗裡，加入鹽巴、胡椒粉、杏仁粉和雞蛋攪拌均勻。

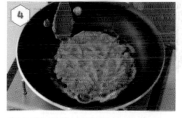

在加熱好的平底鍋放進奶油，待奶油融化後倒入步驟 ③ 的麵糊，整理成圓形的形狀來煎。

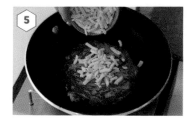

等步驟 ④ 的煎餅煎至兩面酥黃後，在表面撒上莫札瑞拉起司後蓋上鍋蓋、轉成小火，等起司全都融化後，將煎餅裝在盤子上。

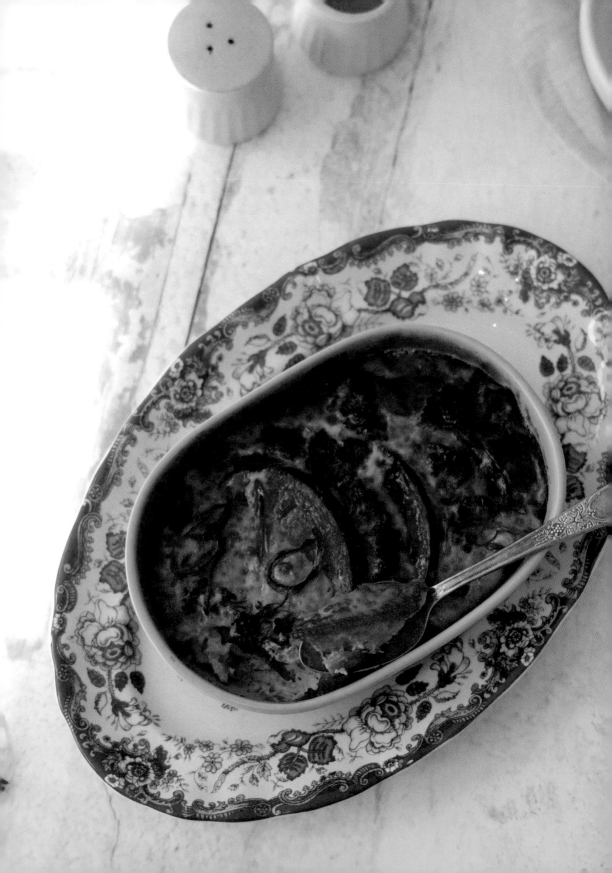

甜南瓜
義大利烘蛋

熱量	脂肪	蛋白質	碳水化合物	膳食纖維
825 kcal	73.5 g	27.9 g	13.5 g	2.1g

義大利烘蛋是由雞蛋及多種食材組合的菜餚。用健康的甜南瓜來解除對碳水化合物的渴望，製作方法簡單，味道又美味。

也可使用氣炸鍋，製作起來更加簡便。

材料

栗子南瓜 1/4 顆・紫洋蔥 1/6 顆・培根 2 片・青花菜 40g・雞蛋 3 顆・鮮奶油 1/2 杯・無鹽奶油 20g・鹽巴、胡椒粉適量

T｜I｜P
若使用烤箱，需事先預熱約 10 分鐘。

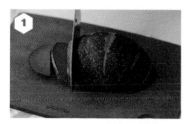

1 將栗子南瓜帶皮清洗乾淨、去籽，再切成方便食用的大小。

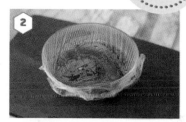

2 將處理好的南瓜裝進耐熱容器內，用保鮮膜包裝後，在放進微波爐微波 1～2 分鐘，讓南瓜熟透軟化。

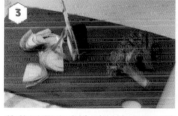

3 將紫洋蔥去皮洗淨瀝乾切絲，培根切成一口大小。青花菜洗淨後也切成方便食用的大小。

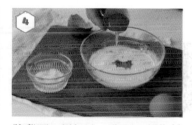

4 將雞蛋、鮮奶油、鹽巴、胡椒粉放入碗裡攪拌均勻。

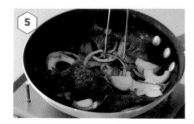

5 將鍋子加熱後放進奶油，待奶油融化，再將切好的洋蔥、培根、青花菜放進鍋裡輕輕拌炒。此時再加入鹽巴、胡椒粉提味。

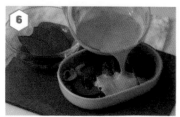

6 將熟透的南瓜、炒好的蔬菜和培根都放進烘烤容器裡，再倒入步驟④的蛋汁。然後放進溫度 180℃ 的氣炸鍋或烤箱裡，烤 10 分鐘即可完成。

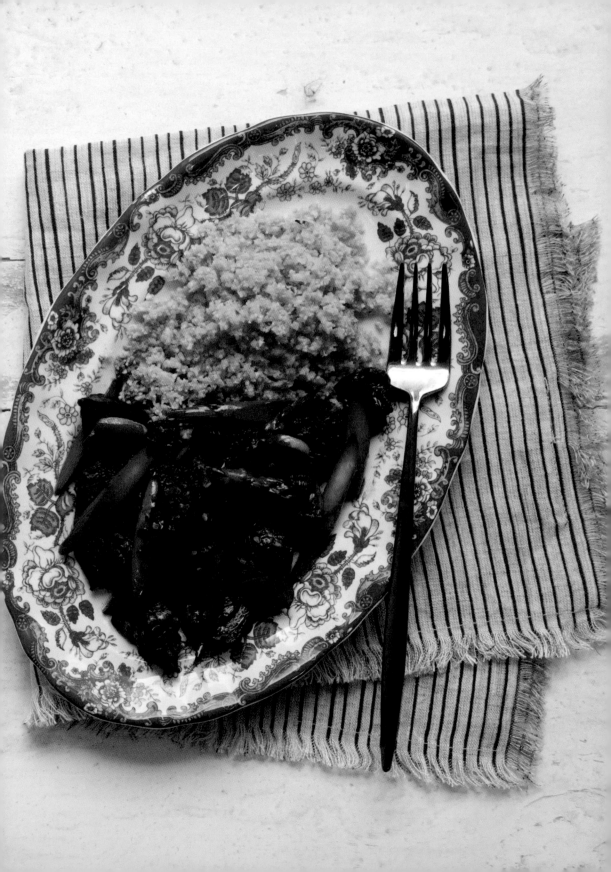

牛肉蘆筍蓋飯

熱量	脂肪	蛋白質	碳水化合物	膳食纖維
976 kcal	74.7 g	58.4 g	22.2 g	10.7 g

*

吃不胖的
早餐

今天想吃豐盛的早餐嗎？那就來個牛肉蓋飯吧！將牛肉和清脆蘆筍一起拌炒後，配上花椰菜米製成蓋飯，為自己精心預備豐盛的一餐吧！吃起來超級飽，不會想吃零食！

材料

花椰菜米 100g·橄欖油 1大匙·牛肉（里肌肉或三筋肉）200g·蘆筍 3 根·蒜頭 3 粒·鹽巴、胡椒粉少許·豬油 2 大匙

醬料

醬油 1½ 大匙、是拉差香甜辣椒醬、蒸餾式燒酒各 1 大匙·蠔油、紅辣椒粉各 1 茶匙·阿洛酮糖 2 茶匙

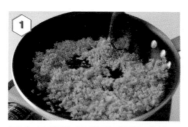

用食品攪拌機將花椰菜搗碎，（或買現成的花椰米）待鍋子加熱後，再添加橄欖油拌炒搗碎的花椰菜，取出備用。

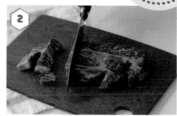

準備牛里肌肉，切成一口食用的大塊。

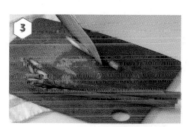

將蘆筍根部切除，用刨刀把硬外皮去除，再斜切成 2～3 等分。蒜頭切片。

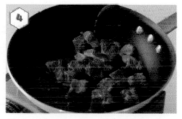

將鍋子加熱、加入豬油後，再放入切片蒜頭拌炒。等蒜頭香味四溢，再放入牛里肌肉、用大火拌炒，讓肉的表面變熟。

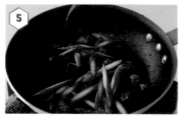

將步驟④的牛肉炒熟至表面酥黃，再添加蘆筍一起拌炒。

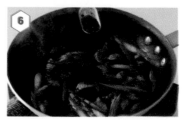

將醬料食材全都攪拌均勻後，再倒進步驟⑤的鍋子裡、用大火快速拌炒，然後搭配步驟①製作的花椰菜米食用。

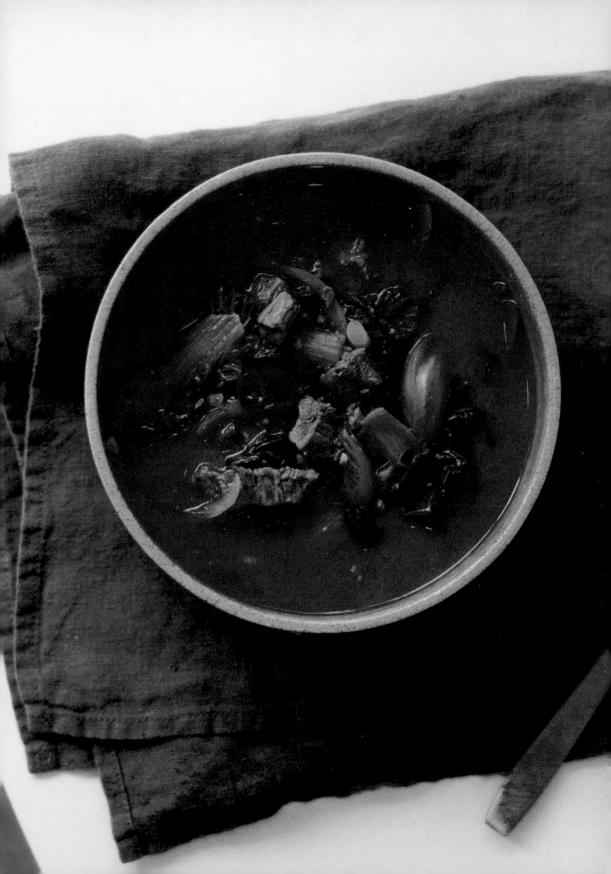

辣白菜牛肉湯

熱量	脂肪	蛋白質	碳水化合物	膳食纖維
543 kcal	26.7 g	51.9 g	29.1 g	6.8g

♥

吃不胖的
早餐

天冷的早晨，就煮一鍋濃郁的白菜牛骨湯吧！加入滿滿的牛肉，就算沒有吃米飯，這一餐也會超有飽足感。若想多攝取一點脂肪，也可以再放一塊奶油。

材料（兩人份）

牛肉（牛腩或牛腱）150g・白菜 200g・洋蔥 1/4 顆・蔥 1/2 根・紅辣椒 1 根・韓式味噌、紫蘇油各 2 大匙・辣椒粉 1/2 大匙・蒜泥 1 茶匙・韓式湯醬油 1 大匙・牛骨高湯 4 杯

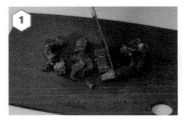

1. 將牛肉切成一口大小，準備用來煮湯。

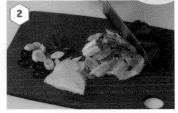

2. 將白菜清洗乾淨、將水瀝乾，切成方便食用的大小，汆燙備用。接著，將洋蔥去皮切絲、紅辣椒切小段、青蔥斜切。

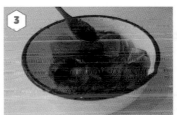

3. 將汆燙好的白菜放進碗裡，再放入韓式味噌、辣椒粉、湯醬油、蒜泥，將食材全部攪拌均勻。

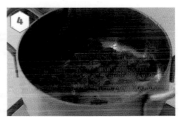

4. 將紫蘇油均勻倒入鍋子後，放入牛肉拌炒。

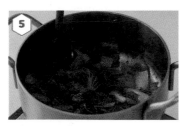

5. 牛肉炒至半熟時，再放入步驟③混合醬料的白菜進去拌炒至入味。

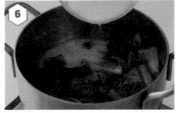

6. 將牛骨高湯倒入鍋裡煮。此時可以試看看湯的味道，若太清淡可以再放一點鹽巴。

7. 等白菜煮軟後，再放入洋蔥、紅辣椒、蔥至鍋裡，再煮一陣子即可完成。

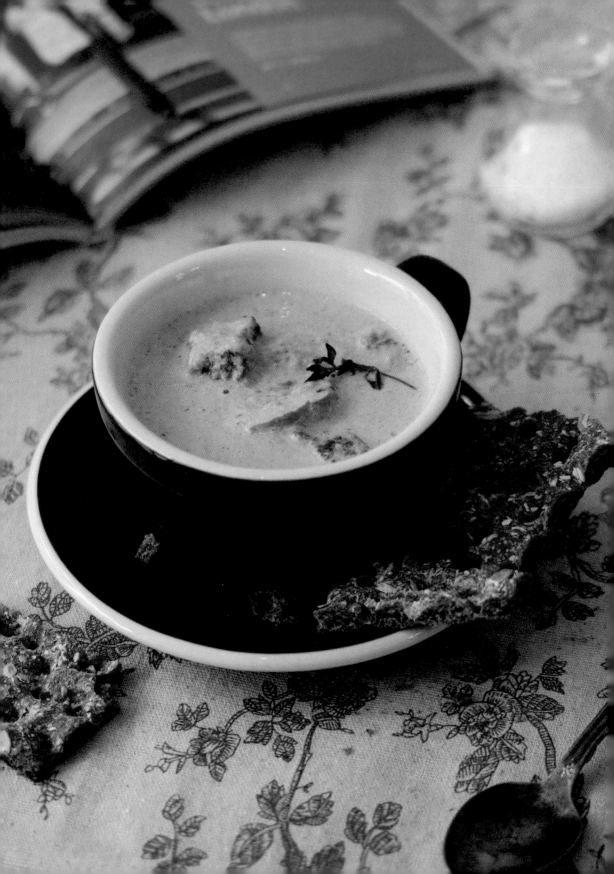

牛肉香菇奶油濃湯

	熱量	脂肪	蛋白質	碳水化合物	膳食纖維
3 人份	2274 kcal	211.7 g	56.7 g	35.7 g	6.2g
1 人份	758 kcal	70.6 g	18.9 g	11.9 g	2.1g

這道濃湯料理不添加麵粉、味道也不會乾澀，還瀰漫著濃郁的香菇香氣。搭配低糖麵包或低糖餅乾，極具飽足感的一餐就完成啦！

材料

杏鮑菇 1 個・洋菇 5 個・香菇 2 個・金針菇 1 包・牛肉（里肌肉或菲力）150g・洋蔥 1/3 顆・鮮奶油 2½杯・雞高湯 1/2 杯・無鹽奶油 20g・帕馬森起司粉 3 大匙・鹽巴 1/2 茶匙・胡椒粉少許

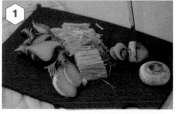

1. 將杏鮑菇切薄片、金針菇去根切小段、將香菇的蒂頭切除後切絲。洋菇切成薄片、但儘量維持原本形狀。將洋蔥去皮切細絲。牛肉則切成方便食用的大小。

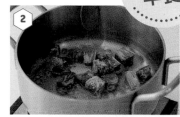

2. 將奶油放入鍋中加熱，待奶油融化時，放入牛肉。將牛肉煎熟至表面呈黃色時起鍋。

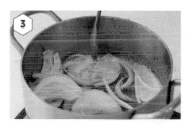

3. 在炒完牛肉的鍋裡放入洋蔥絲，以小火慢慢拌炒。

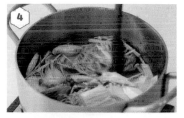

4. 將洋蔥炒至顏色變黃，再放入切好的菇類拌炒（洋菇除外）。將炒好的洋蔥和菇類放進食物攪拌機中，再倒入雞高湯一起攪拌。

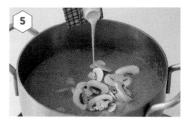

5. 將步驟④攪拌好的食材再次倒入鍋裡，再把剛才炒好的牛肉、洋菇和鮮奶油倒入鍋中。

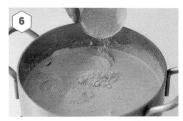

6. 用小火一邊煮，一邊攪拌成濃湯，最後再撒上帕馬森起司粉。若覺得味道不夠鹹，也可以再加一點鹽巴和胡椒粉，即可完成。

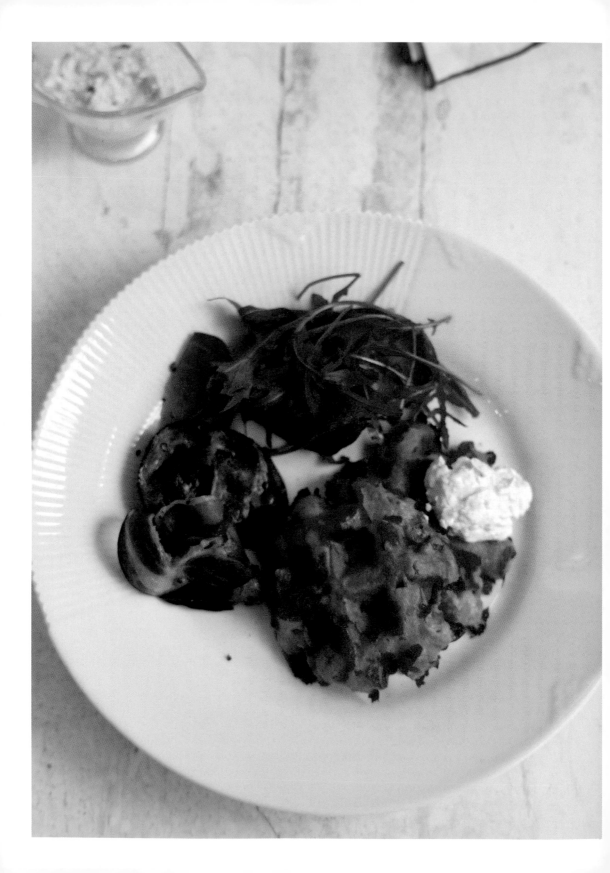

起司培根鬆餅

熱量	脂肪	蛋白質	碳水化合物	膳食纖維
653 kcal	47.8 g	38.4 g	21.5 g	12g

吃不胖的
早餐

起司鬆餅是減醣飲食的人氣菜單。吃起來不像一般鬆餅那麼甜，表皮酥脆、
內裡濕潤且瀰漫起司的香氣。單吃鬆餅就很有飽足感，也可以另外搭配簡單的
沙拉，製作一道營養豐富的美味早餐！

材料

雞蛋、番茄各 1 顆・莫
札瑞拉起司 50g・杏仁粉
40g・阿洛酮糖 4g・蔥 1
根・芝麻葉 30g・培根 2
片・橄欖油少許

抹醬

奶油乳酪 30g・阿洛酮糖
1/2 茶匙・蔥末少許

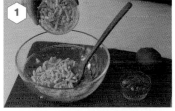

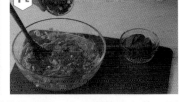

將雞蛋、莫札瑞拉起司和杏仁粉放進碗裡，充分攪拌均勻後，再
把蔥末加進碗裡、再次攪拌。

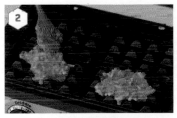

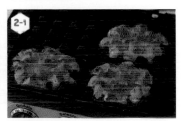

將鬆餅烤盤（平底鍋也可）用刷子仔細地塗抹上橄欖油，再將步
驟①的食材放上烤盤，烤至兩面酥黃色後再裝進盤子裡。

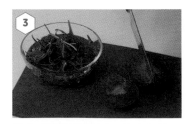

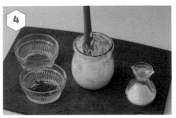

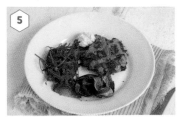

將芝麻葉清洗乾淨、將水瀝乾，
番茄洗淨後切成方便食用的大
小。將農舍培根煎到酥脆。

將奶油乳酪放置室溫下，等乳酪
變軟，再加入阿洛酮糖和蔥末，
輕輕攪拌均勻。

最後，將烤好的鬆餅、芝麻葉、
番茄和培根裝進盤子裡，搭配步
驟④的奶油乳酪食用。

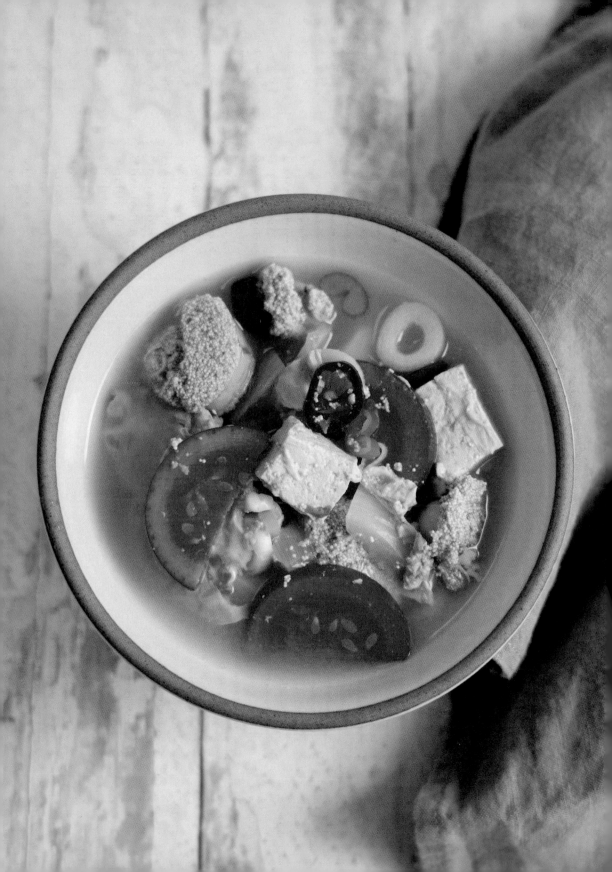

韓式明太子鍋

熱量	脂肪	蛋白質	碳水化合物	膳食纖維
317 kcal	16.3 g	34.4 g	10.9 g	1.1g

吃不胖的 **早餐**

用微鹹的明太子魚醬來煮個鍋吧！

不用另外添加其他醬料，也煮得香氣誘人。

另外，在鍋裡加入雞蛋增添飽足感，適合在寒冷的冬天當作早餐食用！

材料

低鹽明太子 3 塊・櫛瓜 1/4 顆・洋蔥 1/6 顆・豆腐 1/3 塊・蔥 1/4 根・辣椒 1 根・雞蛋 1 顆・水 3 杯

將櫛瓜洗淨切成半月形，洋蔥去皮切成一口大小。豆腐切丁，蔥和辣椒切細末。

將明太子切成 3～4 等分，雞蛋先打好，備用。

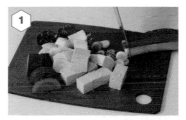

將櫛瓜、洋蔥、豆腐放進鍋裡，加水煮滾。

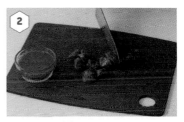

等水煮滾，再煮個 2～3 分鐘讓洋蔥和櫛瓜煮熟，然後放入明太子。

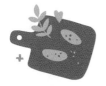

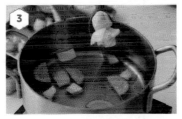

等明太子煮熟、呈現白色時，再加入蔥和辣椒，均勻倒入蛋汁。等蛋煮熟即可起鍋。

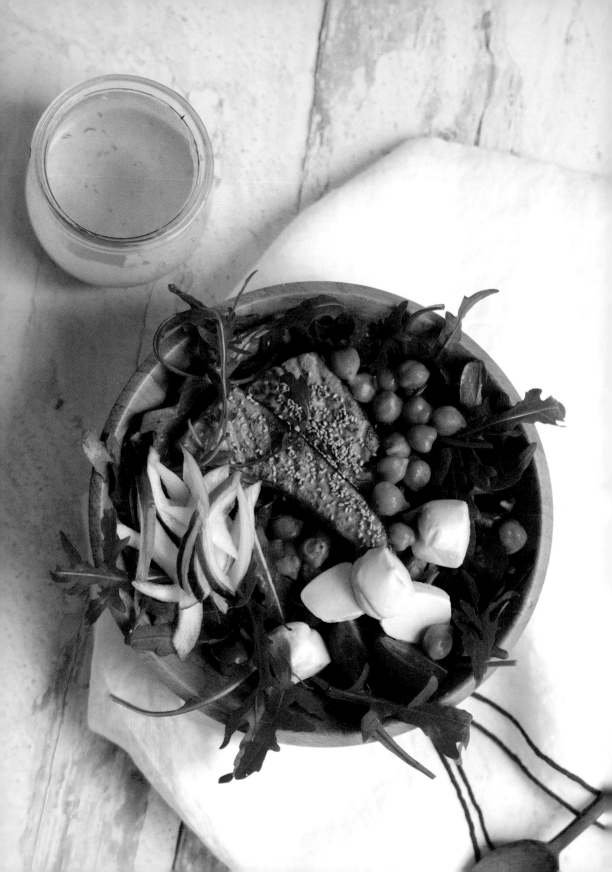

烤鮭魚
木碗沙拉

	熱量	脂肪	蛋白質	碳水化合物	膳食纖維
	741 kcal	45.4g	63g	20.2g	8.8g

吃不胖的
早餐

富含脂肪的鮭魚很適合用來製作沙拉。將新鮮鮭魚煎得香噴噴的，
再製成沙拉食用，吃起來既有飽足感，又可以享受多種食材。

材料

鮭魚 200g・鷹嘴豆 30g・
芝麻葉 70g・小番茄 5 個・
紫洋蔥 1/6 個・莫札瑞拉起
司 6 個・奇亞籽、無鹽奶
油少許

酸奶沾醬

橄欖油美乃滋醬、無糖優
格各 2 大匙・檸檬汁 1/2 大
匙・阿洛酮糖 2 茶匙・鹽
巴、胡椒粉少許・蒔蘿 1/2
根

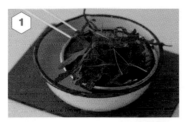

將芝麻葉清洗乾淨，用濾網將水
瀝乾。

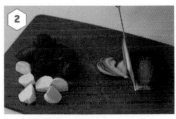

將小番茄清洗乾淨、摘除蒂頭、
切半。洋蔥去皮切絲。若莫札瑞
拉起司太大塊，可以再切成適合
食用的大小。

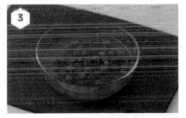

提前 2～3 個小時，將鷹嘴豆放
進碗裡浸泡至膨脹。然後再放進
滾水裡煮 15 分鐘左右。

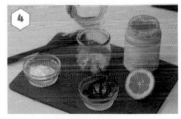

將酸奶沾醬的食材攪拌均勻。此
時也將蒔蘿搗碎後加入沾醬裡。

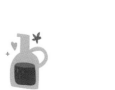

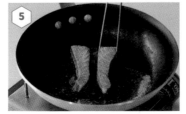

將生鮭魚撒上鹽巴、胡椒粉後，
再放進塗有奶油的鍋裡煎，直到
鮭魚內部完全熟透為止。

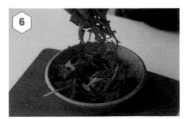

將芝麻葉裝進碗裡，再放上鮭魚
以及沙拉食材，搭配酸奶沾醬食
用。可依個人喜好撒些奇亞籽。

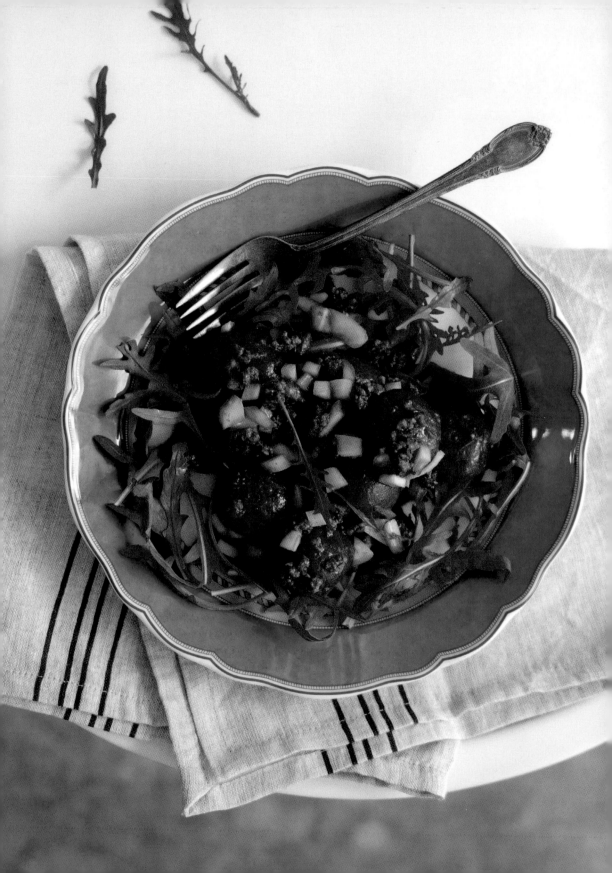

醃番茄炒牛肉
佐芝麻葉沙拉 ✱

熱量	脂肪	蛋白質	碳水化合物	膳食纖維
717 kcal	62.4g	24g	23g	8.1g

吃不胖的
早餐

將番茄用香醋、橄欖油來醃製成醃番茄。

製作完成後、先放進冰箱冷藏。

擔心單吃番茄會沒有飽足感嗎？加入牛肉來料理，當作早餐也是營養滿分！

材料

芝麻葉 80g・小番茄 15
顆・洋蔥 1/6 顆・牛絞肉
100g・橄欖油 1/2 大匙

肉醬汁

醬油、蒸餾式燒酒各 1 大
匙・胡椒粉少許・阿洛酮
糖 1 茶匙

沙拉醬

義大利香醋 2½ 大匙・檸
檬汁 1 大匙・橄欖油 3 大
匙・鹽巴、胡椒粉少許

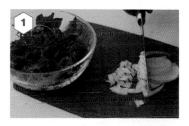

芝麻葉清洗乾淨後、將水瀝乾，
備用，洋蔥去皮、切細丁。番茄
洗淨、去蒂。

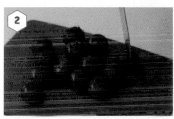

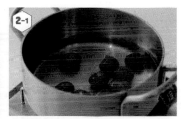

用刀子在番茄上劃出「＋」。番茄浸泡熱水約莫 1 分鐘後、再將
番茄浸泡至冷水中，方便將番茄撈起來去皮。

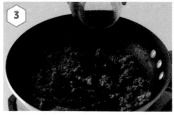

將油均勻倒入鍋裡加熱，接著放
入牛絞肉和肉醬汁食材一起拌炒
至熟。

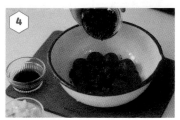

將去皮番茄、炒好的牛絞肉、洋
蔥放進碗裡，再放入沙拉醬食材
攪拌均勻。

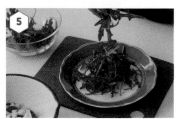

將芝麻葉裝進盤子裡，再裝入醃
番茄牛肉一起食用。

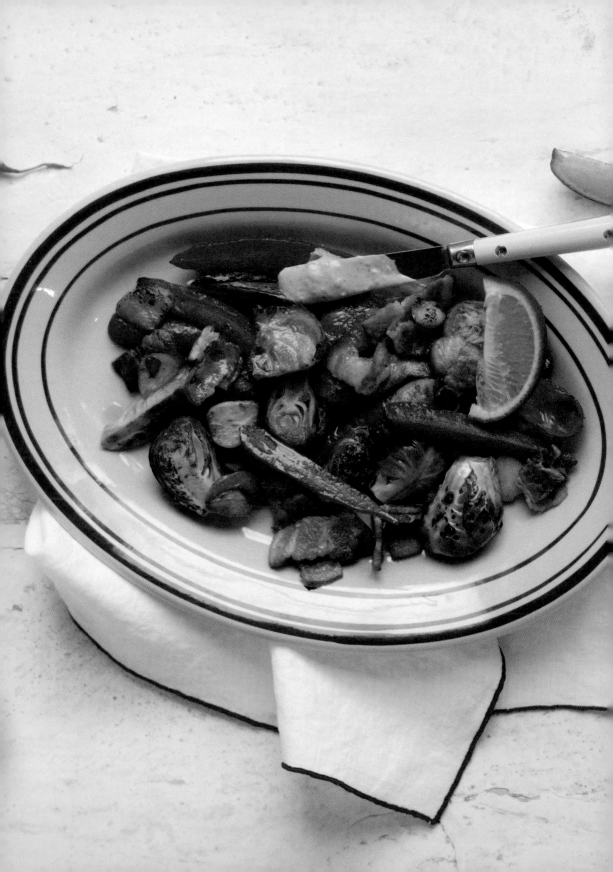

培根球芽甘藍溫沙拉

	熱量	脂肪	蛋白質	碳水化合物	膳食纖維
	536 kcal	47g	14.9g	21.7g	9.3g

「球芽甘藍」體積小且方便食用，營養價值極高。
將球芽甘藍煮熟後，味道會更加香甜，我最推薦製成溫沙拉來吃！

材料

培根 4 片・球芽甘藍（小椰菜）6 個・小胡蘿蔔 5 根・蒜頭 2 粒・無鹽奶油 10g・鹽巴、胡椒粉少許

沙拉醬

美乃滋 3 大匙・無糖番茄醬、檸檬汁各 1 大匙・是拉差香甜辣椒醬 2 茶匙・赤藻糖醇 1 茶匙・鹽巴、胡椒粉少許

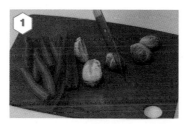

將球芽甘藍洗淨對切。小胡蘿蔔洗淨對切，不須削皮。

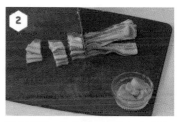

將培根切小段。蒜頭去皮後切片。

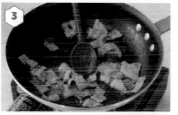

鍋子加熱後放入培根拌炒，煎熟後起鍋裝進碗裡。

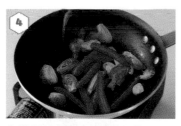

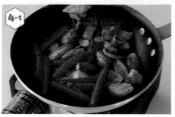

在炒過培根的鍋裡放入蒜頭、球芽甘藍、小胡蘿蔔拌炒。拌炒至表面變得酥黃時，再放入奶油，待奶油融化後，放入剛剛炒好的培根再炒一次。最後撒上鹽巴和胡椒粉即可起鍋、裝進盤子裡。

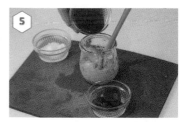

將沙拉醬食材攪拌均勻後，搭配步驟④的溫沙拉食用。

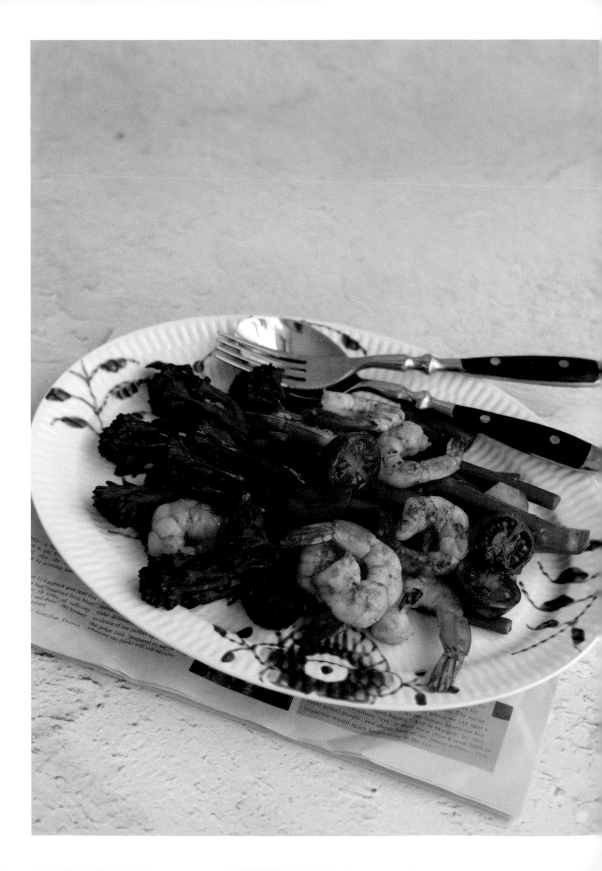

蒜香鮮蝦
青花筍

熱量	脂肪	蛋白質	碳水化合物	膳食纖維
439 kcal	33.8g	19.7g	22.2g	5.4g

青花筍處理起來很輕鬆，梗的部分也可以食用，而且營養價值比青花菜更高。加入蝦子拌炒，作法簡單又極具飽足感的一道料理就完成囉！

材料

鮮蝦 10 隻・蒜頭 3 顆・
小番茄 6 顆・青花筍150g・
無鹽奶油 15g・鹽巴、胡
椒粉少許・白酒 1 大匙

醬汁

檸檬汁 1 大匙・橄欖油 1½
大匙・阿洛酮糖 1 茶匙・
紅辣椒碎少許

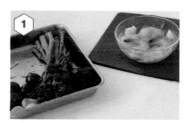

蔬菜洗淨瀝乾，鮮蝦去殼及腸泥，備用。

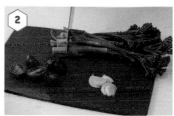

將蒜頭切片、小番茄對切。將青花筍的根部切除。

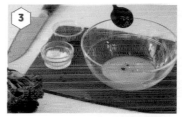

另備一個碗，將醬汁食材全部攪拌均勻。

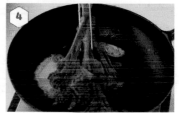

鍋子加熱後放入一半的奶油，待奶油融化，再放入處理好的青花筍進去拌炒。加入鹽巴、胡椒粉提味之後起鍋。

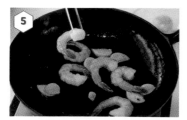

在炒過青花筍的鍋裡再次放入奶油，待融化後，加蒜頭和蝦子進去拌炒，接著放白酒去腥。

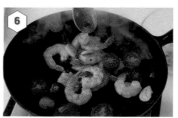

當步驟⑤的蝦子半熟時，放入小番茄輕輕拌炒，然後將步驟③的醬汁倒入鍋裡。

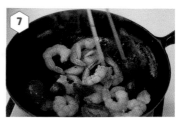

最後，加入鹽巴、胡椒粉至步驟⑥的鍋裡提味即可完成。搭配步驟④炒好的青花筍食用。

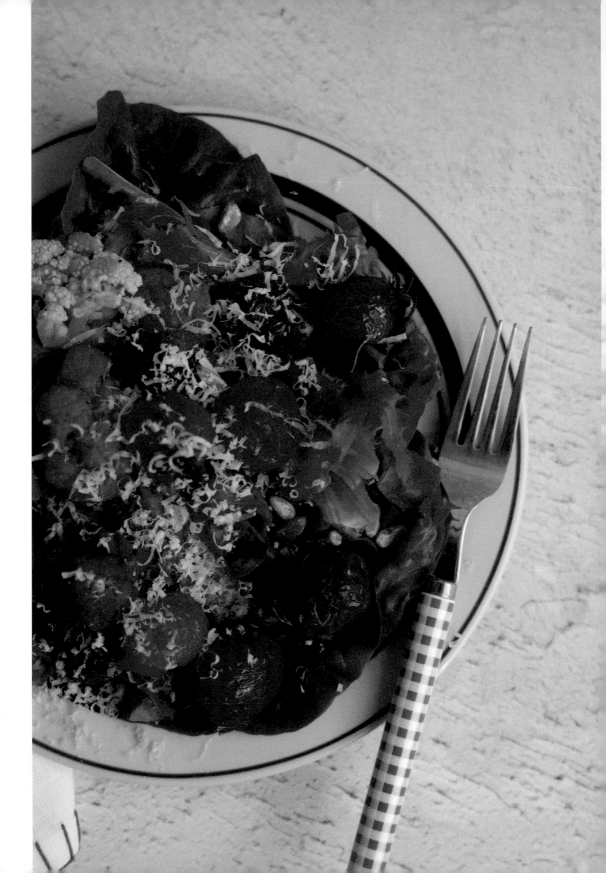

烤番茄花椰沙拉

	熱量	脂肪	蛋白質	碳水化合物	膳食纖維
	432 kcal	35g	13.4g	25.5g	7.7g

最近市面上推出各種顏色的花椰菜。將花椰菜用醬汁醃過後烤熟，吃起來很清脆、醬汁也很入味，十分美味。此外，烤過的番茄的營養價值會變高，加入小番茄跟花椰菜一起烤，一頓美味的輕食就完成囉！

材料

花椰菜 90g・蘿蔓萵苣 70g・菊苣 30g・小番茄 10 顆・烤松果、橄欖油各 1 大匙・帕馬森起司粉少許・鹽巴、胡椒粉適量

調味料

蒜泥、阿洛酮糖各 1 茶匙・橄欖油 1 大匙・鹽巴、胡椒粉少許

沙拉醬

義大利香醋 2 大匙・橄欖油 1 大匙

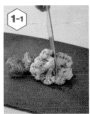

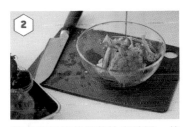

將花椰菜清洗乾淨後切成一口大小。小番茄清洗乾淨。蘿蔓萵苣、菊苣清洗乾淨、將水充分瀝乾後，切成方便食用的大小。

將處理好的花椰菜放進碗裡，然後加入調味料蒜泥、橄欖油、阿洛酮糖、鹽巴、胡椒粉輕輕拌勻。

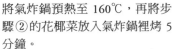

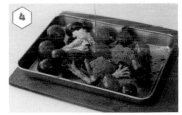

將氣炸鍋預熱至 160℃，再將步驟②的花椰菜放入氣炸鍋裡烤 5 分鐘。

將處理好的小番茄也放進氣炸鍋裡，灑上一些橄欖油，用 160℃ 烤 5～6 分鐘。

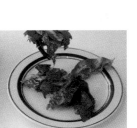

將蘿蔓萵苣和菊苣放進盤子裡，再將烤好的花椰菜、小番茄放上去。最後撒上帕馬森起司粉、烤松果，搭配沙拉醬食用。

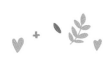

低碳減醣家常料理

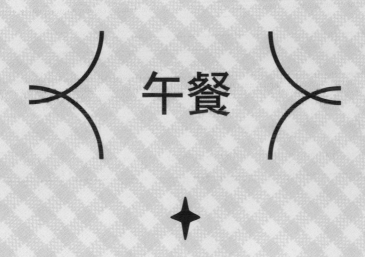

午餐

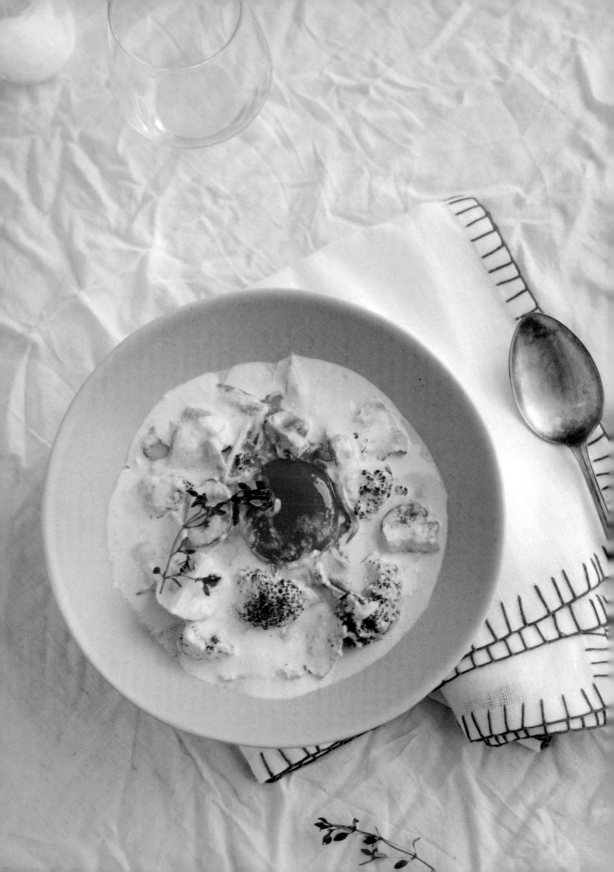

花椰培根雞蛋麵

熱量	脂肪	蛋白質	碳水化合物	膳食纖維
1394 kcal	133.4 g	28.3g	22.9g	4.6g

吃不胖的
午餐

這道料理是用滿滿的花椰菜和培根替代義大利麵、
拌入培根蛋麵的醬汁製作而成。
搭配半熟蛋黃來食用時，可享受到更加香濃的風味。

材料（兩人份）

花椰菜 1/4 顆・洋菇 4
個・洋蔥 1/6 個・蒜頭 3
顆・培根 2 片・無鹽奶油
10g・鮮奶油 1½ 杯・蛋黃
1 顆・帕馬森起司粉 2 大
匙・雞蛋 1 個・鹽巴、胡
椒粉少許

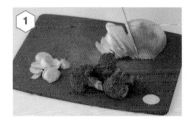

將蒜頭、洋蔥均去皮洗淨切片，
花椰菜切成方便食用的一口大
小。清洗乾淨之後將水瀝乾。

將培根切成 5 公分長段。洋菇切
成四等分。

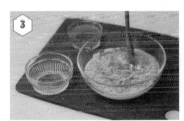

將鮮奶油、帕馬森起司粉和 1 顆
蛋黃倒入碗裡攪拌。

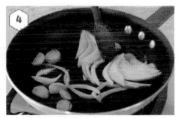

鍋中放入奶油，待奶油融化再放
入切好的蒜頭拌炒。蒜頭爆香後
再放入洋蔥拌炒。

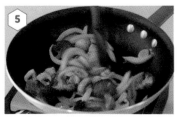

拌炒洋蔥至顏色變得透明時，再
放入花椰菜和培根下去炒。

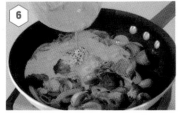

趁培根半熟時，將步驟③的鮮
奶油倒入鍋裡煮。如果過於濃
稠，可以再加一點水。

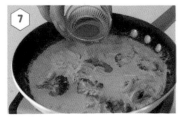

加入鹽巴和胡椒粉提味，最後將
雞蛋倒在中央，雞蛋半熟時即可
起鍋擺盤。

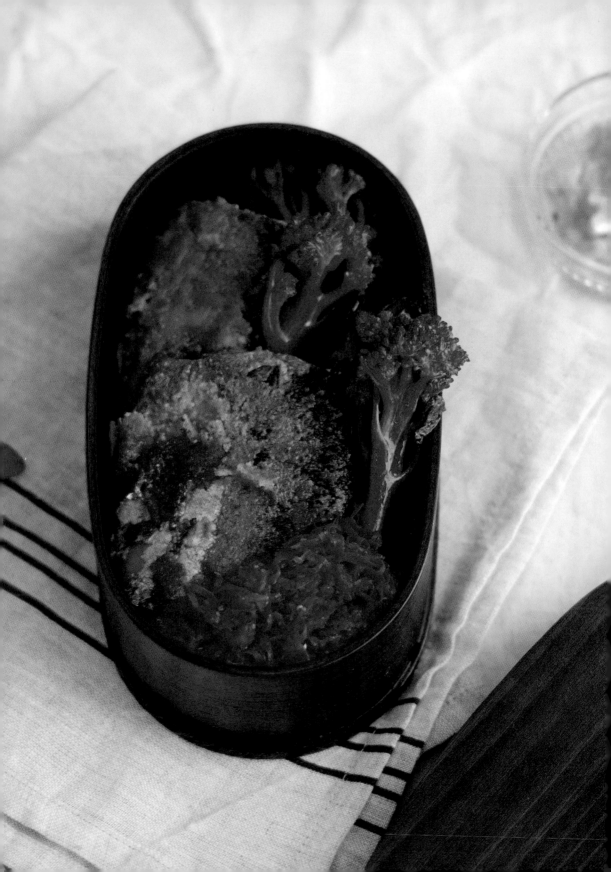

香煎鯖魚
青花筍便當

熱量	脂肪	蛋白質	碳水化合物	膳食纖維
700 kcal	69.7g	36.8g	19.8g	9.9g

鯖魚富含對身體好的脂肪。將鯖魚裹上杏仁粉，口感如同炸鯖魚，是一道表皮酥脆、魚肉鮮嫩的料理。再搭配香味滿溢的塔塔醬和青花筍苗，精彩美味的午餐就完成囉！

材料

處理過的鯖魚 1 包（約半條）．杏仁粉 40g．薑汁 1 大匙．青花筍 4 根．鹽巴、胡椒粉少許．橄欖油 2～4 大匙

塔塔醬（兩人份）

美乃滋 4 大匙．洋蔥碎 1 大匙．無糖醃小黃瓜（細切）2 大匙．水煮蛋 1 顆．赤藻糖醇 1 茶匙．檸檬汁 1/2 大匙．鹽巴、胡椒粉少許

T | I | P

搭配午餐食譜「煙燻鴨蘿蔔絲沙拉佐山葵美乃滋（P112）」中的「胡蘿蔔絲沙拉」食用也很美味！

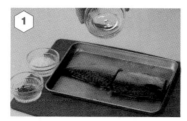

備料時可以購買去骨的鯖魚片。將鯖魚切成 3 等分後灑上薑汁去腥（若沒有薑汁，也可以灑一點燒酒或清酒。）然後再撒上鹽巴和胡椒粉提味。

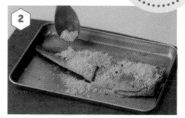

將調味好的鯖魚裹上杏仁粉。

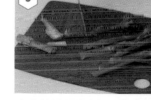

青花筍清洗乾淨、切除根部，備用。

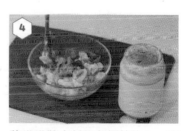

將塔塔醬食材全部攪拌均勻。再將醃小黃瓜、水煮蛋切末，與洋蔥碎一起加進去。

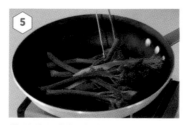

將油均勻倒入鍋裡加熱後，用大火拌炒青花筍。稍微撒一點鹽巴即可起鍋。

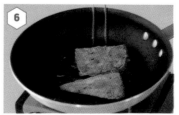

鍋裡再均勻倒入油，將鯖魚煎熟，再搭配炒好的青花筍和步驟④的醬汁食用。

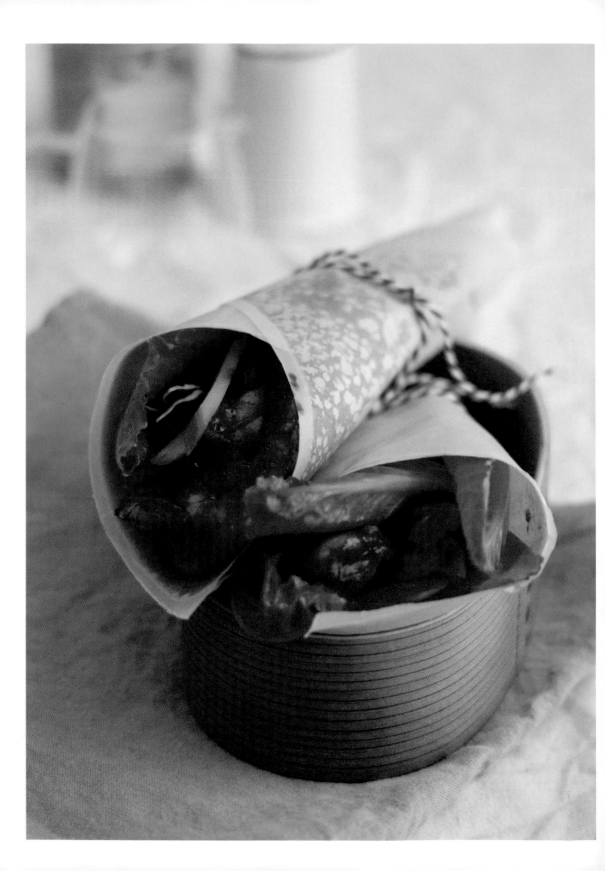

辣味鮮蝦手捲

熱量	脂肪	蛋白質	碳水化合物	膳食纖維
440 kcal	27.1 g	24.7g	28.2g	9g

將蝦子炒得香辣且散發淡淡的甜味，再包上碳水化合物含量低的椰子捲餅皮，即可完成「辣味鮮蝦手捲」。作法雖簡單，卻是人間美味！

材料

鮮蝦 8 隻·洋蔥末 2 大匙·椰子捲餅皮 2 片·蘿蔓萵苣 6 片·紫甘藍菜葉 2 片·小黃瓜 1/4 根·無鹽奶油 10g·橄欖油美乃滋 1 大匙

醬汁

無糖番茄醬 2 大匙·是拉差香甜辣椒醬、水各 1 大匙·醬油 2 茶匙·白醋、阿洛酮糖各 1 茶匙

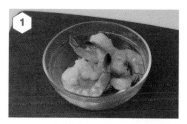

蝦子去殼去腸泥，清洗乾淨後，將水瀝乾備用。

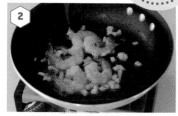

熱鍋後加入奶油，待奶油融化再放入蒜末和蝦子進去拌炒。

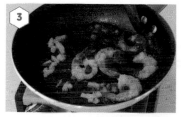

等步驟②的蝦子半熟時，再倒入攪拌好的醬汁，煮到湯汁蒸發收汁為止。

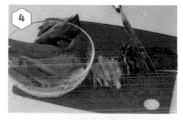

蘿蔓萵苣清洗乾淨、將水瀝乾。將較大片的蘿蔓萵苣對切。洗淨的小黃瓜和紫甘藍菜切絲。

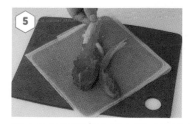

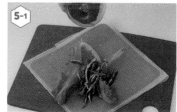

將大片的蘿蔓萵苣鋪在椰子捲餅皮上方，抹上橄欖油美乃滋，再炒好的蝦子和其餘蔬菜一併放上後捲起即完成。

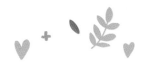

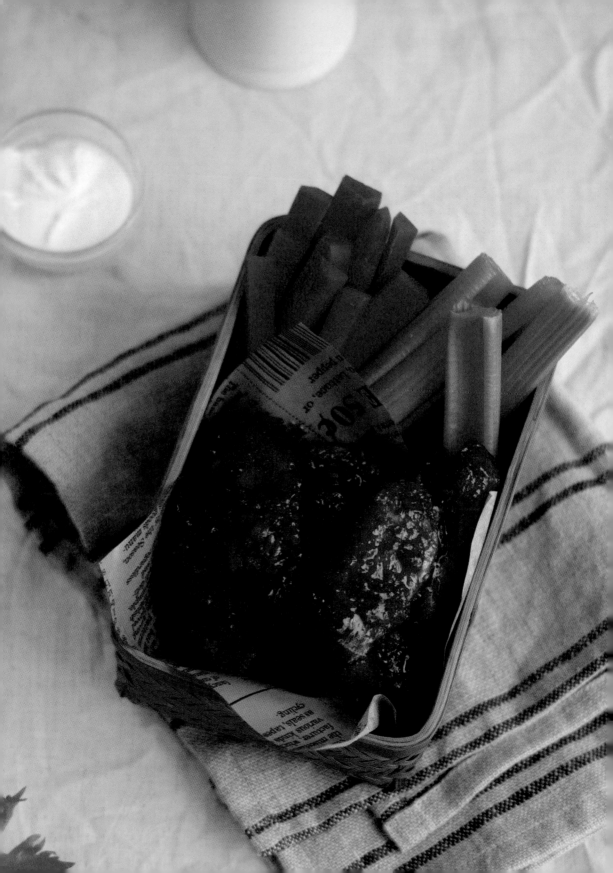

水牛城辣雞翅

熱量	脂肪	蛋白質	碳水化合物	膳食纖維
986 kcal	70.9 g	66.8g	21.4g	9.7g

吃不胖的
午餐

突然嘴饞想吃調味炸雞嗎？嘗試一下美式調味炸雞——水牛城辣雞翅吧！
此食譜使用低卡路里的醬汁來料理，搭配蔬菜棒、製作成便當也是不錯的選擇！

材料

雞翅 10 支‧杏仁粉 3 大匙‧胡蘿蔔 1/2 根‧芹菜 2 根‧無糖優格適量‧鹽巴、胡椒粉少許

醬汁

塔巴斯科（Tabasco）辣椒醬、食醋各 1/2 大匙‧無糖番茄醬 2 大匙‧阿洛酮糖 1 茶匙‧無鹽奶油 15g‧醬油、蒸餾式燒酒各 1 大匙

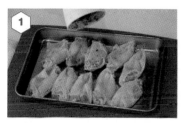

將雞翅清洗乾淨、瀝乾水後，加入鹽巴和胡椒粉醃 30 分鐘。

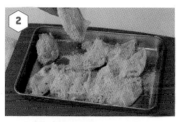

靜置後，將雞翅均勻地裹上杏仁粉，備用。

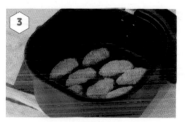

將裹好杏仁粉的雞翅，放進氣炸鍋裡，以 200℃ 烤 15 分鐘。

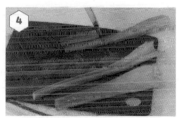

將芹菜、胡蘿蔔洗淨削皮，切成蔬菜棒的模樣。也將無糖優格準備在一旁。

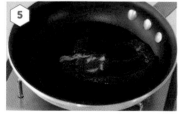

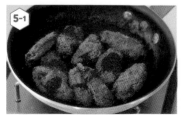

在鍋裡加入全部的醬汁食材進去煮，等醬汁煮滾時，再放入步驟③炸好的雞翅拌勻。將雞翅和步驟④的蔬菜棒一起裝盤。沾醬的無糖優格也一起裝進盤子裡。

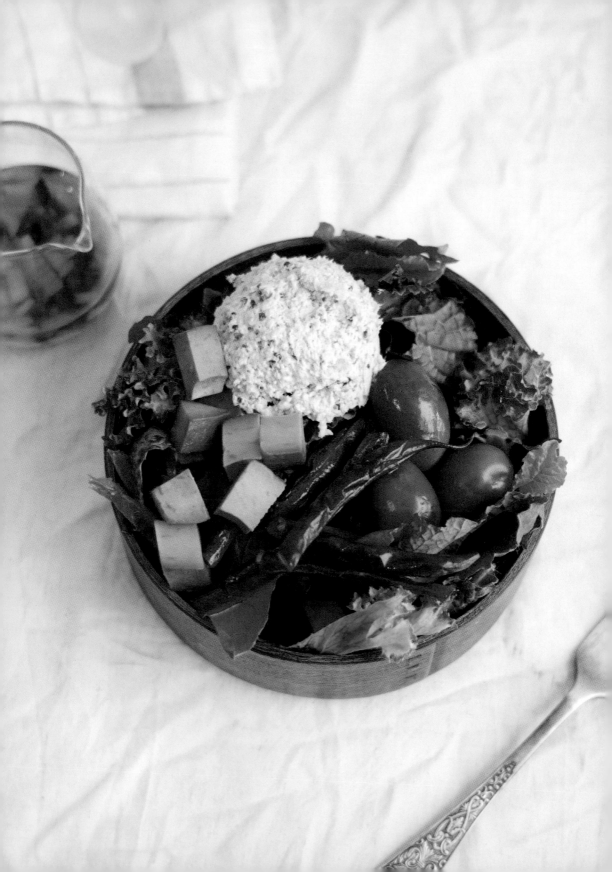

酪梨雞胸肉沙拉

熱量	脂肪	蛋白質	碳水化合物	膳食纖維
844 kcal	76.6 g	27.6g	27.43g	19.7g

吃膩雞胸肉了嗎？嘗試一下全然不同的吃法吧！將雞胸肉和杏仁片加進攪拌機攪拌，不僅更好下嚥，食物散發的香味也更加濃郁。可以做成沙拉來吃，夾進三明治來吃也相當美味！

材料

水煮雞胸肉 1 塊・杏仁片 2 大匙・酪梨 1/2 顆・寶貝生菜 80g・豆角 6 條・橄欖 5 粒・橄欖油美乃滋 2 大匙・顆粒芥末醬 1/2 大匙・鹽巴、胡椒粉、橄欖油少許

橄欖沙拉醬

橄欖末、洋蔥末各 2 大匙・白酒醋、橄欖油各 3 大匙・赤藻糖醇 1 大匙・鹽巴、胡椒粉少許

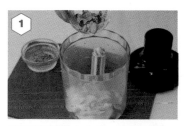

事先將雞胸肉水煮，完全煮熟、冷卻後，跟杏仁片一起放入食物調理機攪拌。

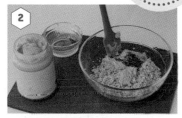

將攪碎的雞胸肉、橄欖油美乃滋、顆粒芥末醬、鹽巴、胡椒粉放進碗裡攪拌均勻。

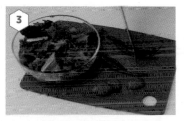

將寶貝生菜清洗乾淨、將水瀝乾。若豆角較大條，可以再對切後放進鍋裡油煎。

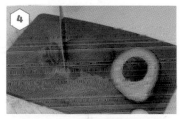

將酪梨去皮及籽，再切成方便食用的大小。

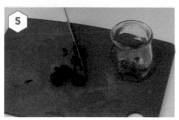

將沙拉醬食材全部攪拌均勻。

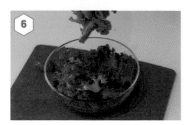

先將寶貝生菜鋪在碗裡、用湯匙挖攪碎的雞胸肉至碗裡，然後裝入其餘的食材，最後搭配沙拉醬一起食用。

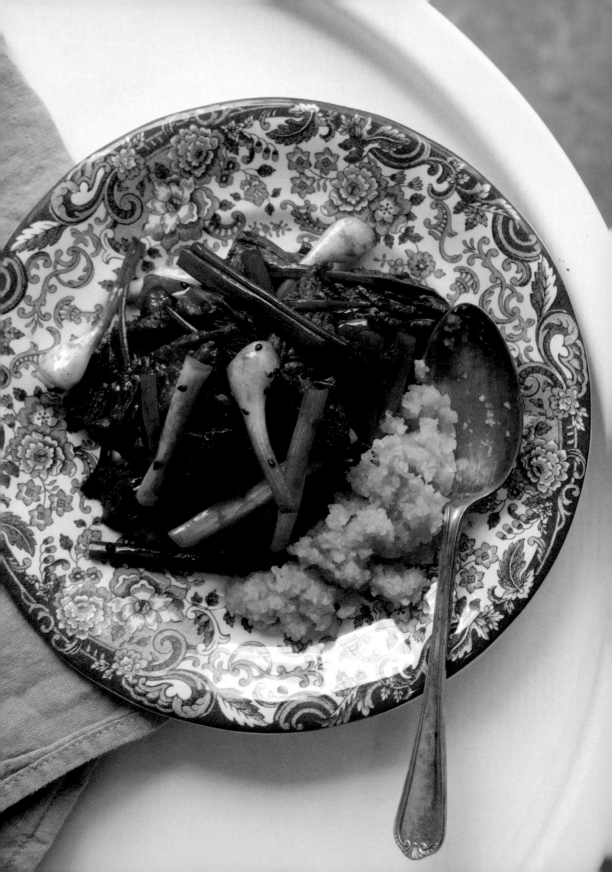

蒙古牛肉

	熱量	脂肪	蛋白質	碳水化合物	膳食纖維
	700 kcal	57 g	37.3g	12.6g	3.9g

吃不胖的
午餐

在眾多中華料理中，最具代表性的食物就是「炒牛肉」。原本的作法是將牛肉裹上澱粉炒，但在此食譜中不使用澱粉，而是使用簡單的醬汁來煎牛肉。跟原本的作法相比，這樣煎出來的牛肉味道比較不甜、不鹹，可以輕鬆無負擔地享用！

材料

牛肉（里肌肉）200g・珠蔥 4 根・豬油約 3 大匙

醬汁

醬油 1½ 大匙・蒜頭末 1 茶匙・蒸餾式燒酒 1 大匙・蠔油、阿洛酮糖各 1/2 大匙・胡椒粉少許

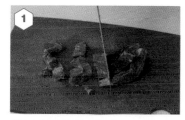

備料時準備牛里肌肉，厚切成一口大小，再撒上胡椒粉。

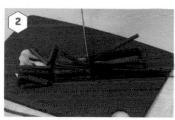

將珠蔥洗淨後切成方便食用的長度，約 4～5cm 左右。

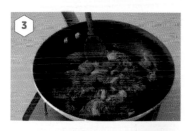

將油均勻倒入鍋裡加熱，再放入牛肉，如同炸牛肉那般來油煎牛肉。（若煎太久，牛肉會變的太老。煎至牛肉表面變色即可起鍋，用濾網將油稍微瀝乾。）

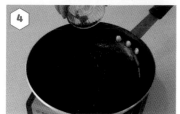

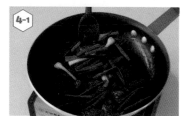

將醬汁食材全都加進鍋裡煮，等醬汁開始煮滾時，放入牛肉。等醬汁幾乎蒸發收汁時，再將蔥段放進鍋裡，以大火拌炒。

（可以搭配花椰菜飯或蒟蒻飯食用。）

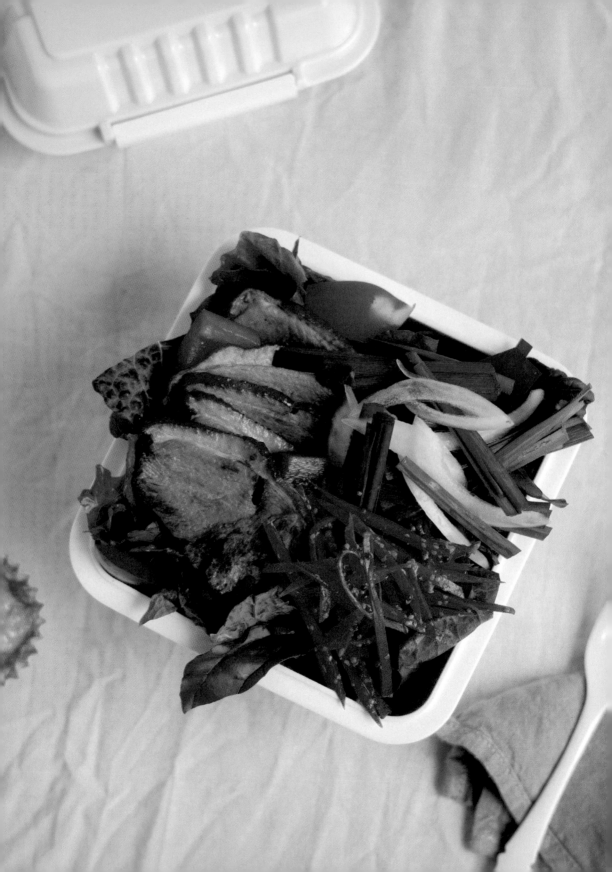

煙燻鴨
蘿蔔絲沙拉
佐山葵美乃滋

熱量	脂肪	蛋白質	碳水化合物	膳食纖維
842.2 kcal	72.2 g	33.35g	22.4g	11.1g

吃不胖的
午餐

將胡蘿蔔刨絲後加入橄欖油拌勻，製作成胡蘿蔔絲沙拉。
搭配肉一起吃非常美味，夾進三明治裡更是絕配。
製作胡蘿蔔絲沙拉配上煙燻鴨肉作為午餐，清爽又能減輕油膩感！

胡蘿蔔絲沙拉
（3～4 次分量）

胡蘿蔔 1/2 根（大約
100g）·白酒醋 1 大匙·
鹽巴 2 撮·胡椒粉少許·
顆粒芥末醬 2 茶匙·檸檬
汁 1 茶匙·橄欖油 3 大匙
（可以按照個人喜好稍微
添加一點赤藻糖醇）

材料

煙燻鴨肉 150g·生菜
70g·洋蔥 1/6 顆·韭菜
20～30g·紅甜椒、黃甜
椒各 30g

山葵美乃滋沙拉醬

橄欖油美乃滋 3 大匙·
山葵、赤藻糖醇各 1/2 大
匙·檸檬汁 1 大匙·醬油
1 茶匙·鹽巴少許

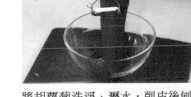

將胡蘿蔔洗淨、瀝水，削皮後刨
絲，備用。

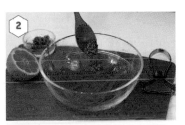

將刨絲的胡蘿蔔放在碗裡，將胡
蘿蔔絲沙拉的食材全都放進碗裡
攪拌均勻。（提早半天製作好，放
進冰箱裡冷藏，味道更佳）

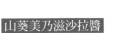

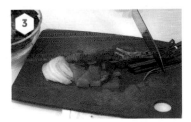

將生菜清洗乾淨、水瀝乾、洋蔥
切絲。甜椒切成一口大小，韭菜
切成 4cm 長度。

將沙拉醬食材攪拌均勻。（山葵
的分量按照個人喜好調整）

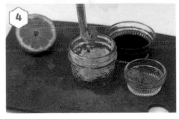

鍋子加熱後將煙燻鴨肉煎熟，將
油瀝掉。將處理完的蔬菜全都裝
進盤子裡，搭配煎好的煙燻鴨肉
和醬料享用。

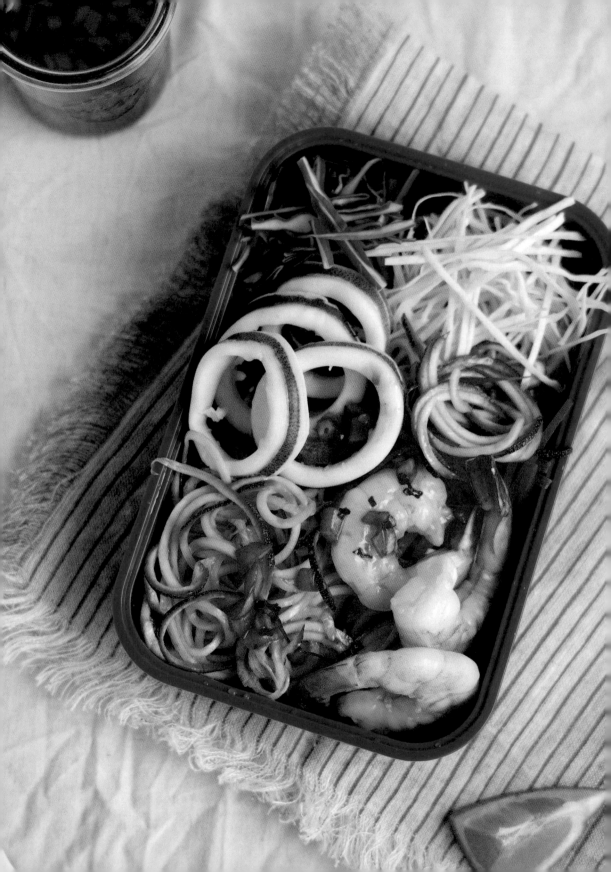

涼拌海鮮櫛瓜麵沙拉

熱量	脂肪	蛋白質	碳水化合物	膳食纖維
604 kcal	42.7 g	33.3g	28.3g	9g

吃不胖的
午餐

將多種海鮮和清脆的蔬菜，搭配清爽的醬汁製作成涼拌沙拉。
將櫛瓜刨成絲狀就像麵條般、減少碳水化合物的攝取，對身體健康無負擔！

醬汁

醬油、橄欖油各 3 大匙．
洋蔥末 2 大匙．檸檬汁 1
大匙．白酒醋 1½ 大匙．
阿洛酮糖 1 茶匙．紅辣椒
碎適量

材料

櫛瓜 1 條．鮮蝦 4 隻．魷
魚 1/2 隻．胡蘿蔔、高麗
菜、紫甘藍各 30g．洋蔥
1/6 顆．橄欖油 1 大匙．
鹽巴少許

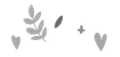
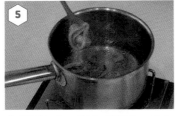

1. 將醬汁食材全部攪拌均勻。

2. 將櫛瓜洗淨，可以薄切或者使用「刨絲器」製作成麵條形狀。

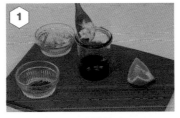
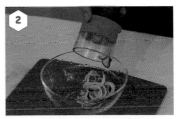

3. 在鍋裡倒入油、加熱後，將櫛瓜絲放進炒鍋裡，用大火輕輕拌炒 1 分鐘後，起鍋裝盤。

4. 將魷魚內臟去除，切成方便食用的圓形大小。將鮮蝦去殼去腸泥，並清洗乾淨。

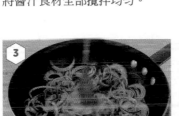
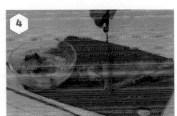

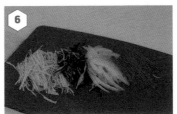
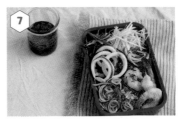

5. 在鍋裡加水、等水煮滾時，放入鮮蝦和魷魚進去煮，煮熟再用濾網撈起、放入冰水裡冷卻，最後將水瀝乾。

6. 將去皮胡蘿蔔、高麗菜、紫甘藍、去皮洋蔥等洗淨瀝水切細絲。

7. 將所有食材都裝進容器裡，即可搭配醬汁食用。

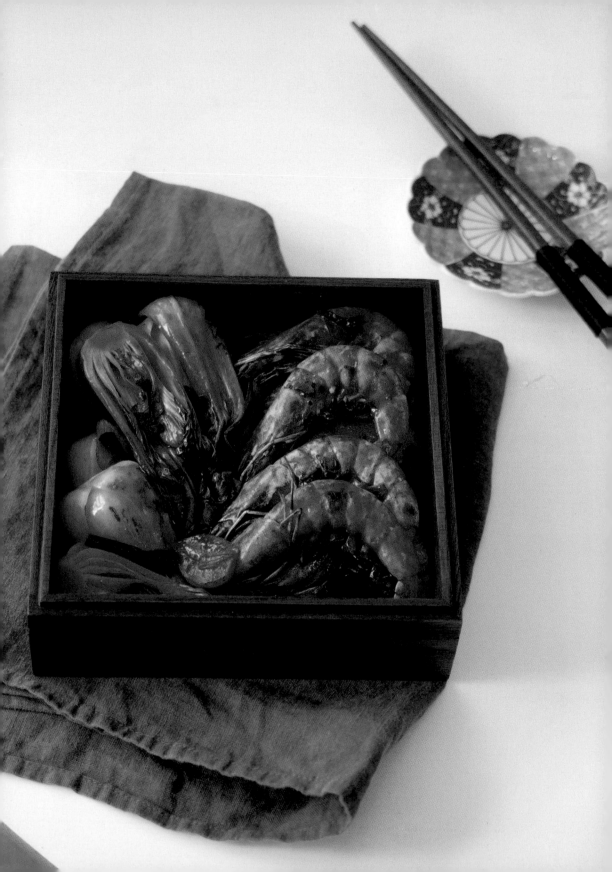

四川香辣鮮蝦

熱量	脂肪	蛋白質	碳水化合物	膳食纖維
504 kcal	41.9 g	17.4g	20.3g	6.2g

吃不胖的
午餐

喜歡吃辣的朋友們！我推薦這道香辣鮮蝦料理，將鮮蝦和青江菜拌炒，製作成充滿飽足感的中華料理。也可以用菠菜或茄子取代青江菜，怎麼配都美味！

材料

蝦子 10 隻・青江菜 3〜4 棵・蒜頭 5 顆・橄欖油 3 大匙・義大利辣椒（Peperoncino）3〜4 根

醬汁

醬油 1½・蠔油 1/2 大匙・是拉差香甜辣椒醬 1 大匙・水 2 大匙・阿洛酮糖 1½ 茶匙・胡椒粉少許

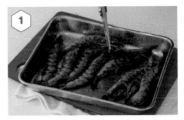

1. 將蝦子去腸泥，清洗乾淨後切除鬍鬚。

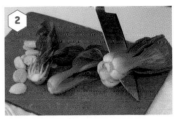

2. 蒜頭切片。將青江菜對半切開（避免讓青江菜葉子分離）後清洗乾淨。若青江菜太大片，則再對切。

3. 將油均勻倒入鍋中，再放入切片蒜頭、用小火煎炒。

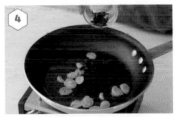

4. 等蒜頭熟透時，再放入切碎的義大利辣椒，製作成辣椒油。

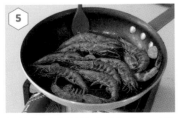

5. 等辣椒油出現辣味香氣時，再放入處理完畢的蝦子，並改用大火來炒。

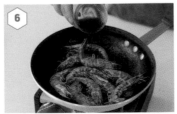

6. 等蝦子半熟，再倒入醬汁（事先可將醬汁食材攪拌均勻）。

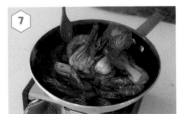

7. 將醬汁煮滾後，再放入處理完畢的青江菜，快速拌炒一下即可起鍋盛盤。

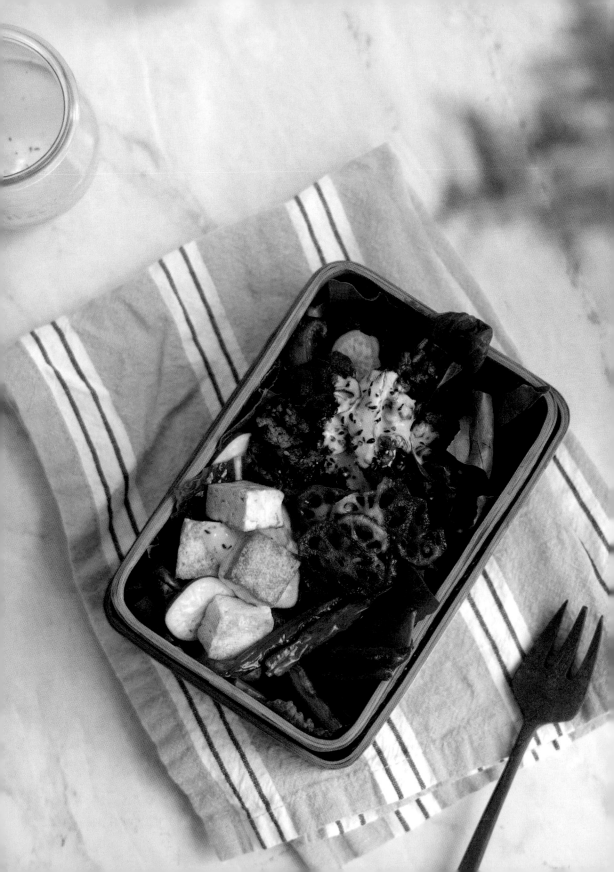

牛肉豆腐佐芝麻沙拉醬

	熱量	脂肪	蛋白質	碳水化合物	膳食纖維
	707 kcal	54.2 g	35.3g	36.9g	20.2g

用無糖醬汁來炒牛肉、煎豆腐，再加入蓮藕，韓風沙拉就完成了！
這些食材都非常符合大眾胃口，享受一頓充滿飽足感的午餐吧！

材料

香菇 2 個・牛絞肉 100g・
豆腐 1/3 塊・蓮藕 50g・
生菜 80g・櫻桃蘿蔔 1
顆・豆角 4～5 根・橄欖
油適量

牛肉醬汁

醬油、蒸餾式燒酒各 1 大
匙・赤藻糖醇 2 茶匙・胡
椒粉少許

芝麻沙拉醬

橄欖油美乃滋 4 大匙・醬
油、芝麻油各 2 茶匙・食
醋、赤藻糖醇・搗碎芝麻
各 1 大匙

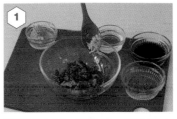

1. 將香菇去柄、切絲後，與牛絞肉一起放入碗裡，再將牛肉醬汁食材一併加入碗裡攪拌均勻，醃製 30 分鐘左右。

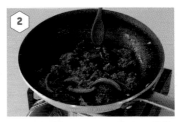

2. 將鍋子加熱、倒入一點油，然後將醃好的香菇牛肉放入鍋裡拌炒至熟起鍋。

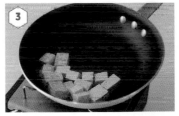

3. 將豆腐切成一口食用的大小後，另起油鍋再放入均勻塗滿油的鍋裡煎至兩面金黃。

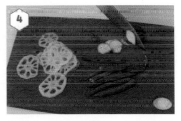

4. 蓮藕去皮後切成薄片，再將櫻桃蘿蔔切成圓形薄片。豆角若太長，可事先對切。

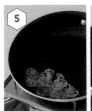

5. 將油均勻倒入鍋中、放蓮藕入鍋油煎，然後再加入豆角至鍋中，以大火輕輕拌炒。

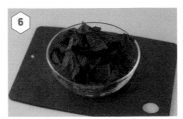

6. 接著，將生菜清洗乾淨後、將水瀝乾。

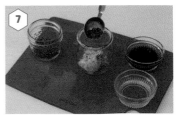

7. 將蔬菜裝進容器後，一一裝入上述的所有食材。將芝麻沙拉醬食材全部放進容器裡攪拌均勻，搭配食材一起食用。

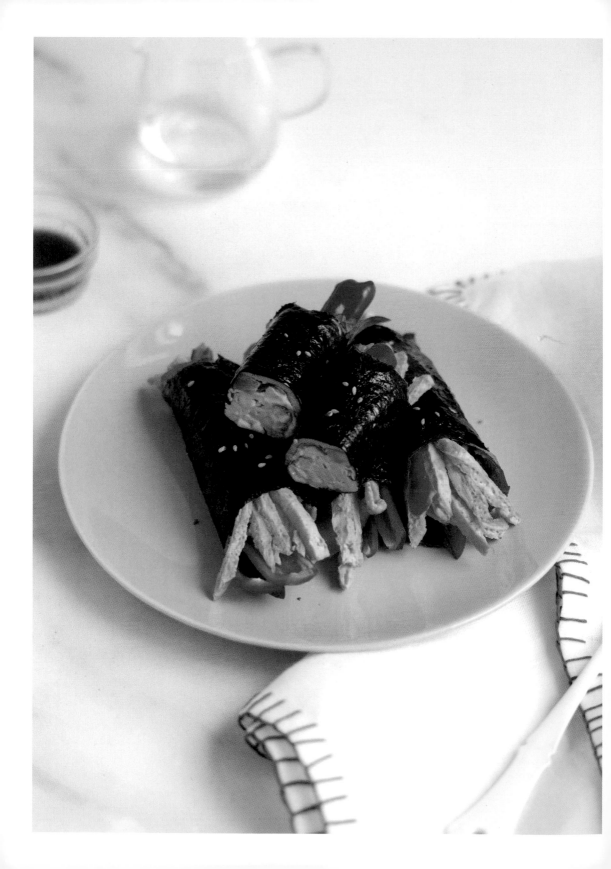

雞蛋炸彈海苔捲

	熱量	脂肪	蛋白質	碳水化合物	膳食纖維
	1001 kcal	84.6 g	41.2g	18.2g	2.8g

將雞蛋滿滿地包在海苔裡、滿到像炸彈爆開那般,製作成「雞蛋炸彈海苔捲」!可以自由添加一些米飯進去,完全不放米飯也行,再包入更多蛋進去即可。推薦這道無論男女老少都喜愛、接受度極高的料理給大家!

材料

烤海苔 3 片・醃黃蘿蔔 3 片・雞蛋 5 顆・芝麻葉 6 片・青椒 1 個・美乃滋 3 大匙・橄欖油少許

調味料

鮮奶油 1/2 杯・鹽巴、胡椒粉適量

芥末醬油

醬油 2 大匙・白醋 1 茶匙・芥末 1/2 茶匙

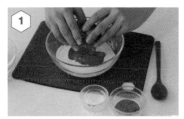

1. 將雞蛋、鮮奶油、鹽巴、胡椒粉放進碗裡,用筷子攪拌均勻。

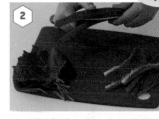

2. 將青椒洗淨去蒂、對切後將籽挖出,再切成細絲。芝麻葉清洗乾淨後、將水瀝乾。醃黃蘿蔔對切、備用。

3. 將鍋子加熱後倒入一點油,再倒入蛋汁,煎成蛋皮。

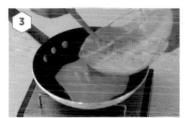

4. 將煎熟的蛋皮摺個 2~3 次,製成蛋捲後切細。

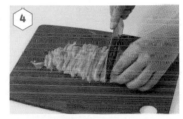

5. 將烤海苔對切,在海苔上方鋪上芝麻葉。

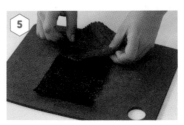

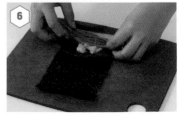

6. 在芝麻葉上方擠上一些美乃滋,放上滿滿的蛋絲、青椒絲和醃黃蘿蔔後,捲成海苔捲。另外將醬汁食材攪拌均勻、製作成芥末醬油,搭配食用。

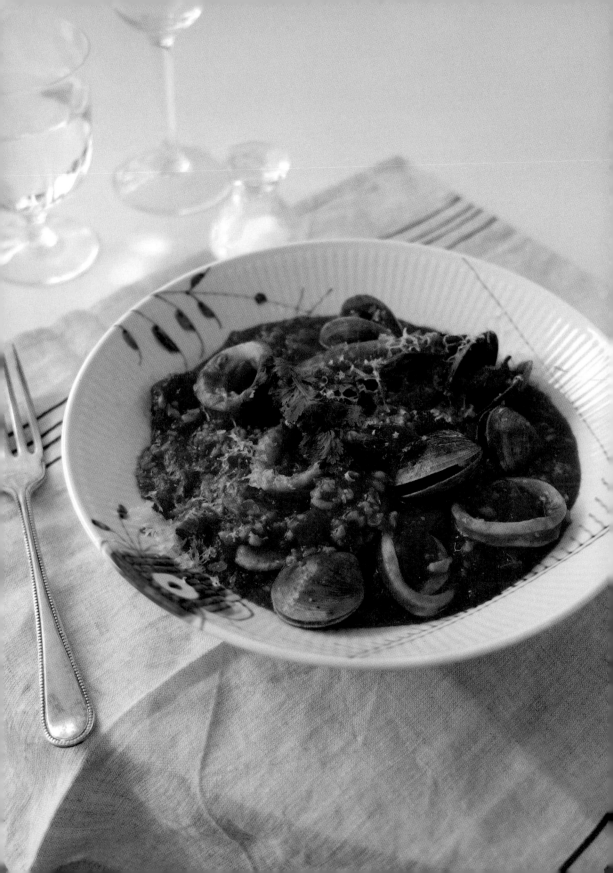

義式海鮮燉飯

熱量	脂肪	蛋白質	碳水化合物	膳食纖維
819 kcal	50.3 g	49.6g	45.9g	11g

在想吃義式料理的日子裡，來點海鮮燉飯吧！使用蒟蒻飯來製作、減少碳水化合物帶來的負擔。可以直接購買市售的蒟蒻飯，放入滿滿的海鮮，攝取豐盛的蛋白質，讓你充滿健康活力！

材料

蝦子 4 隻．魷魚 1/2 隻．蒜頭 2 粒．番茄 1/2 顆．蛤蜊 8～10 隻．白酒、帕馬森起司粉各 2 大匙．市售蒟蒻米 1 包．整粒番茄（罐裝）1 杯．洋蔥 1/4 顆．橄欖油 3 大匙．雞湯（或者水）1/2 杯．鹽巴、胡椒粉適量

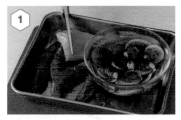

1. 將蝦子洗淨去腸泥及剪掉長鬍鬚。蛤蜊吐沙洗淨。將魷魚去皮，切成方便食用的大小。

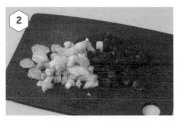

2. 將去皮蒜頭切片，去皮洋蔥、洗淨番茄切丁。將罐裝番茄搗碎。

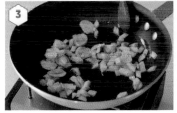

3. 將鍋子加熱、倒入一點油，再放入蒜頭和洋蔥進去拌炒。

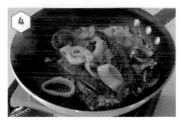

4. 等洋蔥炒到顏色呈現透明時，放入處理好的海鮮，再加入白酒、以大火煮，藉此去腥炒出香氣。

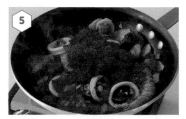

5. 將整粒番茄搗碎後放入步驟 ④ 的鍋裡，同時倒入雞湯。

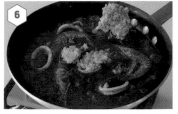

6. 等湯汁煮滾後，再放入蒟蒻飯，邊攪拌邊煮。

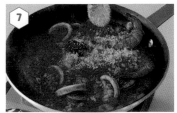

7. 最後，撒入帕馬森起司粉，再用鹽巴和胡椒粉提味即完成。

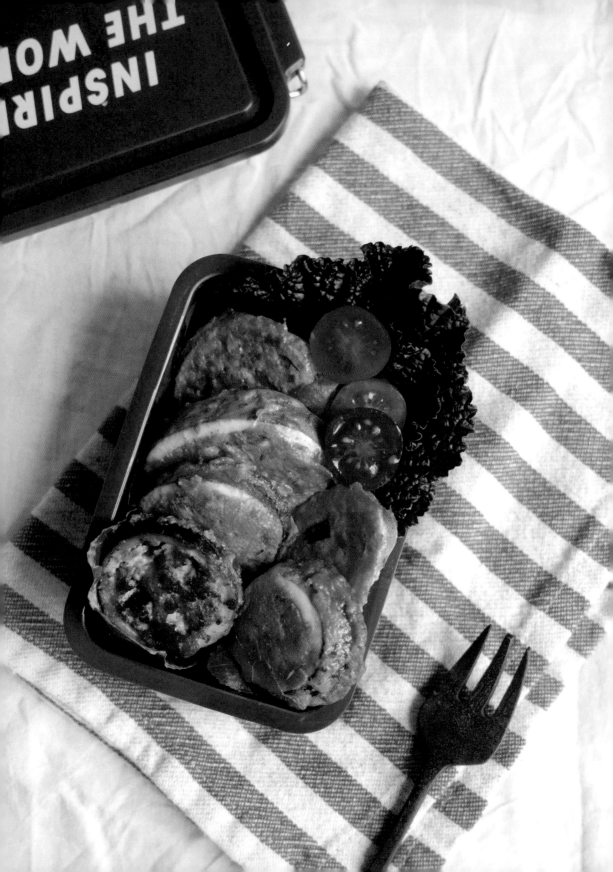

中卷鑲
彩蔬肉末

熱量	脂肪	蛋白質	碳水化合物	膳食纖維
1229 kcal	73.5 g	101.8g	37.7g	10.8g

這道菜作法看似繁瑣，但其實很簡單喔！只要將內餡塞進魷魚裡，再將魷魚蒸熟就很美味！另外，將魷魚裹上蛋汁、油煎來吃也是一個很棒的選擇！吃的時候內餡不容易散開，也可以做成便當。

材料

魷魚 2 隻‧豬肉 100g‧洋蔥、胡蘿蔔各 15g‧辣椒 1 根‧雞蛋 1 個‧金針菇、韭菜各 10g‧豆腐50g‧蒜頭末 1 茶匙‧鹽巴、胡椒粉少許‧杏仁粉2 大匙

煎魷魚食材

杏仁粉 1/2 杯‧雞蛋 1顆‧橄欖油適量

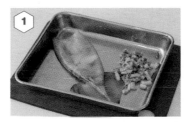

將魷魚內臟去除、清洗乾淨。將魷魚腳切末。

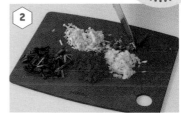

將去皮洋蔥、胡蘿蔔、杏鮑菇、辣椒、韭菜切末。將豆腐裹上棉布後緊壓、將水瀝乾，然後將豆腐搗碎。

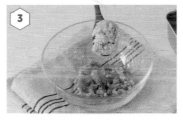

首先將豬絞肉、魷魚腳末及切末的蔬菜都放進碗裡，再將蛋、杏仁粉、鹽巴、胡椒粉放入碗裡，一邊搗碎食材一邊攪拌，直到產生黏性。

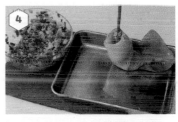

包進魷魚裡，在尾端插上牙籤，讓內餡不至於露出。這就是「鑲中卷」

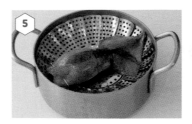

將鑲中卷放進蒸鍋裡蒸 10 分鐘，再將火關掉、靜置 5 分鐘左右，將魷魚拿出來切成方便食用的大小。

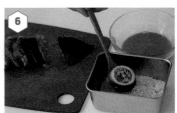

將鑲中卷靜置一段時間冷卻後，可以再裹上杏仁粉、裹上蛋汁，再放進鍋裡油煎，煎至兩面酥黃即可起鍋。

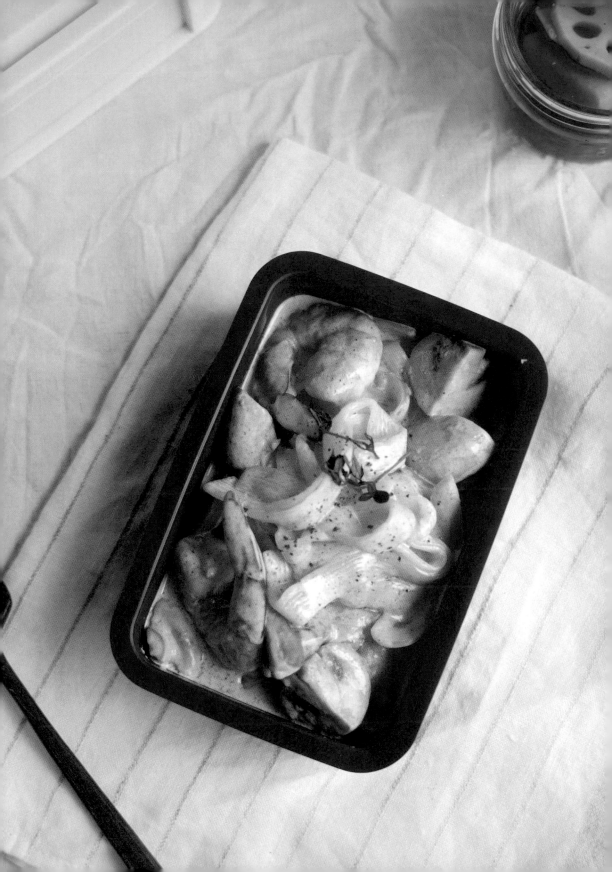

奶油白醬蒟蒻義大利麵

熱量	脂肪	蛋白質	碳水化合物	膳食纖維
1042 kcal	98.3 g	24.6g	16.6g	1.2g

吃不胖的
午餐

想吃義大利麵卻害怕攝取過量醣分，可以使用扁平的蒟蒻麵來替代義大利麵。食譜使用奶油白醬的柔順口感與卡宴辣椒的香辣口感，搭配起來極為融洽，同時可以享用到蒟蒻麵特有的彈性口感！

材料

市售蒟蒻義大利麵 1 包．鮮蝦 5 隻．洋菇 3 個．洋蔥 1/6 顆．蒜頭 2～3 粒．鮮奶油 1 杯．帕馬森起司粉 2 大匙．鹽巴、胡椒粉適量．無鹽奶油 10g．橄欖油、白酒各 1 大匙．卡宴辣椒粉少許

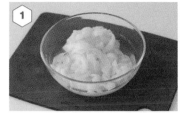

1. 將蒟蒻義大利麵拆封後清洗乾淨，汆燙後備用。

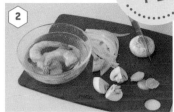

2. 將鮮蝦去殼和腸泥、洗淨；洋菇切成 4 等分。 洋蔥去皮切絲，蒜頭切片。

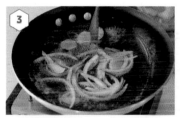

3. 將鍋子加熱後、倒入橄欖油和奶油，待奶油融化時加入蒜頭。等蒜頭半熟時，再放入洋蔥，炒至洋蔥呈現透明狀。

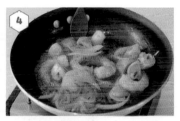

4. 將處理好的蝦子和洋菇也一起放入鍋裡拌炒。然後倒入白酒、以大火拌炒去除腥味。

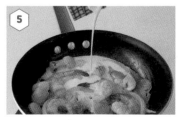

5. 將鮮奶油倒入記得邊倒要邊攪拌邊煮。

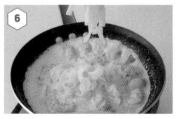

6. 等鮮奶油開始煮滾時，就將蒟蒻麵加進鍋裡，並攪拌均勻。

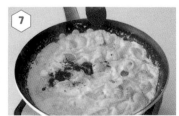

7. 將麵條和醬汁攪拌均勻後，再撒入帕馬森起司粉、卡宴辣椒粉後攪拌均勻。若還不夠味，可以再加入鹽巴和胡椒粉提味。

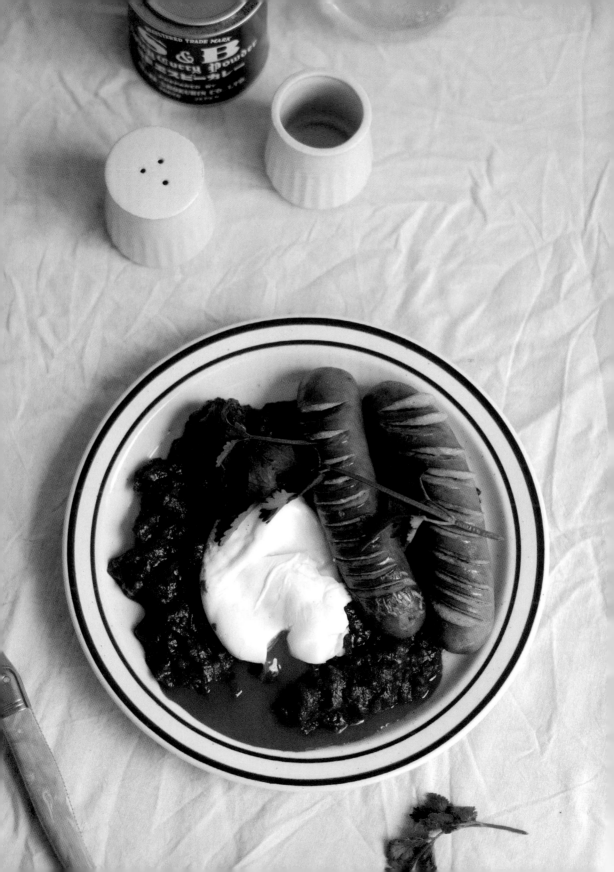

乾咖哩
佐德國香腸

熱量	脂肪	蛋白質	碳水化合物	膳食纖維
1217 kcal	96.9 g	64.9g	18.3g	8g

吃不胖的
午餐

乾咖哩是將豬肉撒上咖哩粉、在無湯汁的狀況下拌炒，口感濃稠。
此料理不另外加入湯汁、不需添加麵粉，減少碳水化合物帶來的負擔！

材料

豬絞肉 150g・洋蔥 1/4 顆（切末）・橄欖油 2 大匙・紅酒 1/4 杯・月桂葉 1 片・番茄糊 4 大匙・咖哩粉 1 大匙・阿洛酮糖 1/2 茶匙・香菜（或者芹菜葉）少許・德國香腸 2 根・雞蛋 1 顆

滷肉醬料

醬油 1 大匙・蒜末 2 茶匙・生薑末 1/2 茶匙・胡椒粉少許

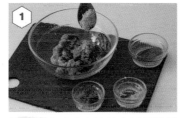

1. 將豬絞肉、滷肉醬料食材都放進碗裡，拌勻後靜置 30 分鐘。

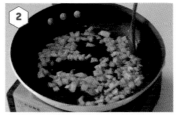

2. 等鍋子加熱後均勻倒入油，再放入洋蔥末充分拌炒至洋蔥軟化、轉變成褐色。

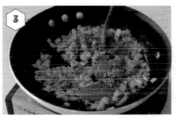

3. 將醃好的豬肉、月桂葉放入鍋裡，用大火邊拌炒至豬肉的水分幾乎蒸發。

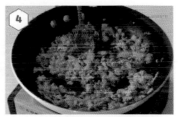

4. 倒入紅酒拌炒，以去除腥味。

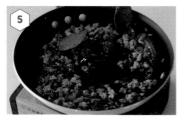

5. 等紅酒煮滾時，再加入番茄糊和咖哩粉，充分攪拌煮熟起鍋。

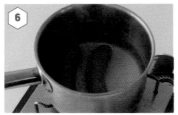

6. 德國香腸畫個幾刀後汆燙。另起鍋，等水煮滾時倒入白醋，攪動一下，再打入雞蛋燙 1 分鐘，製作成水波蛋。

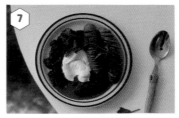

7. 將乾咖哩、香腸都裝盤，搭配水波蛋食用。也可將香菜或者芹菜葉一同擺上。

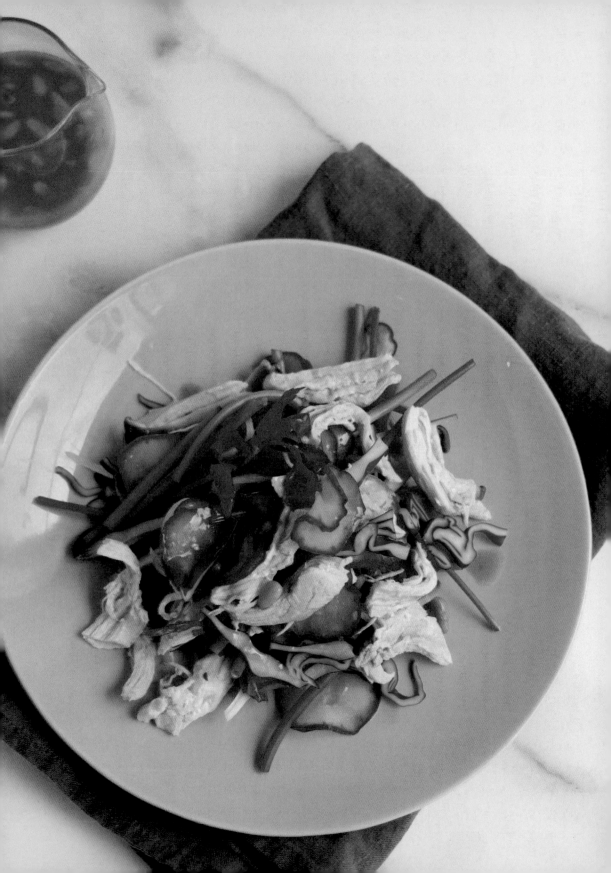

鮮蔬雞肉沙拉
佐松果芥末醬

熱量	脂肪	蛋白質	碳水化合物	膳食纖維
453 kcal	34.6 g	26.8g	18.5g	10.1g

厭倦了總是在吃雞胸肉減肥嗎？可以用不同的沙拉醬來變化口感喔！
汆燙後肉質柔軟的雞胸肉，配上多款蔬菜和松果芥末醬，
味道酸甜、香味濃郁是很順口的輕食沙拉吧！

材料

雞胸肉 1 塊（清酒 2 大匙·薑 1 片·黑胡椒粒少許）·小黃瓜 1/3 根（鹽巴 1/2 茶匙）·紫甘藍葉 2 片·水芹菜 70g·秀珍菇 50g

沙拉醬

松子 2 大匙·法式芥末醬 1 大匙·橄欖油、檸檬汁各 2 大匙·阿洛酮糖 1/2 大匙·芝麻油 1 茶匙·鹽巴 2 搓·胡椒粉少許

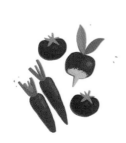

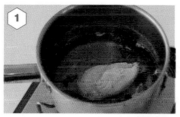

1 **1-2**

將雞胸肉、清酒、薑、黑胡椒粒放入鍋裡加水煮 15 分鐘。關火後浸泡放涼，再將雞胸肉撈起，撕成方便食用的大小；蔬菜洗淨。

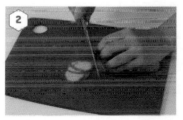 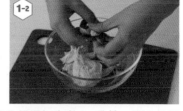

2

將小黃瓜切成圓形薄片再撒上鹽巴。靜置 10 分鐘後，將小黃瓜的水分全都擠乾。

3

將紫甘藍切絲，水芹菜也細切成 4cm 長度。秀珍菇用清水洗淨後，順著紋理撕下。

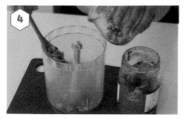 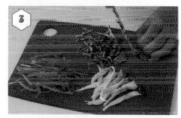

4

將沙拉醬食材全部放入食物磨碎機磨碎。

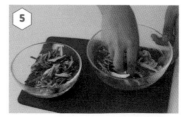

5

將準備好的所有食材全都裝進碗裡，倒入沙拉醬。充分攪拌後即可盛盤。

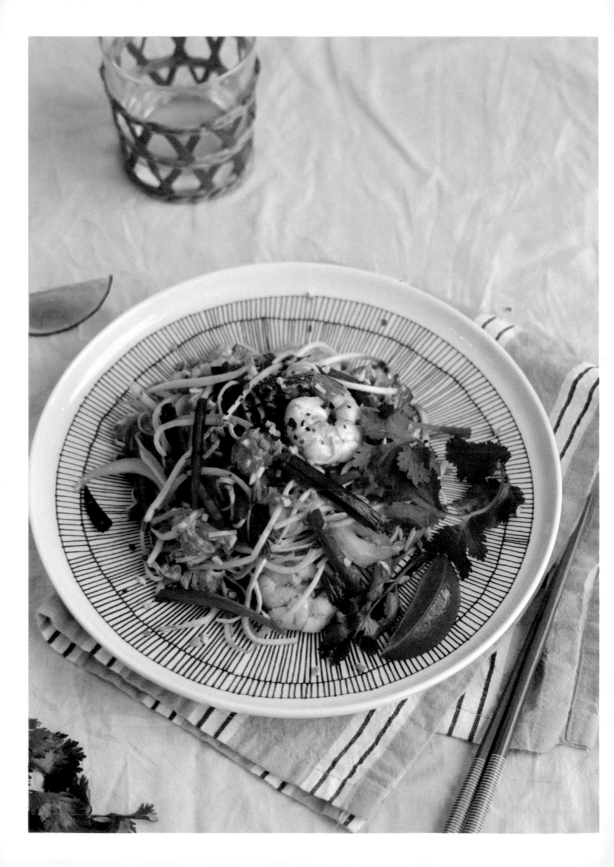

泰式炒豆絲麵

熱量	脂肪	蛋白質	碳水化合物	膳食纖維
593 kcal	43 g	34.8g	23.6g	11g

吃不胖的
午餐

「炒河粉」是泰式料理的代表菜色。但是一份泰式河粉的碳水化合物非常多，我則使用豆絲麵來取代（豆絲麵是將豆腐的水分榨乾，切成細麵條狀製成）。豆絲麵不會像麵條那樣膨脹、很適合用來製作便當，而且還可以大量減少碳水化合物的攝取。豆絲麵本身的香氣與魚露是絕配，可以料理出跟一般的炒河粉截然不同的獨特風味！

材料

豆絲麵 80g・鮮蝦 5 隻・雞蛋 1 顆・豆芽 100g・洋蔥 1/6 顆・韭菜、胡蘿蔔各 20g・香菜 2 支・花生碎 1 大匙・椰子油 2 大匙・義大利辣椒（Peperoncino）3～4 條

醬汁

泰式魚露 2 大匙・醬油、檸檬汁 1 茶匙・蠔油、阿洛酮糖各 1/2 大匙

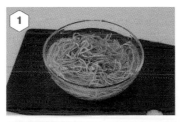

1 將豆絲麵清洗乾淨後、將水倒掉、汆燙後撈起。

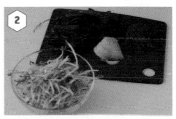

2 將豆芽洗淨瀝乾。去皮洋蔥和去皮胡蘿蔔切絲。韭菜和香菜清洗乾淨後切成 4cm 長。

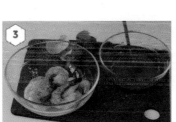

3 將蛋打好。蝦子去殼去腸泥後，清洗乾淨後瀝乾水分。將醬汁食材全都放進碗裡、攪拌均勻。

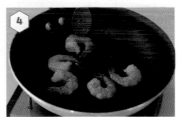

4 將椰子油倒入加熱的鍋裡，再加入蝦子拌炒，待半熟，再將洋蔥和胡蘿蔔也一併放入拌炒。

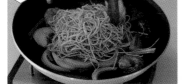

5 等洋蔥拌炒至透明狀，再放入豆絲麵拌炒至熟起鍋。

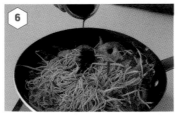

6 在同一個鍋中倒入蛋汁以製作炒蛋。接著，豆芽和醬汁加入鍋裡攪拌。

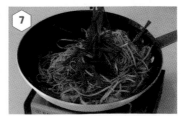

7 等食材吸勻醬汁時，再放入韭菜。最後撒上花生碎、細切的義大利辣椒和香菜即可完成。

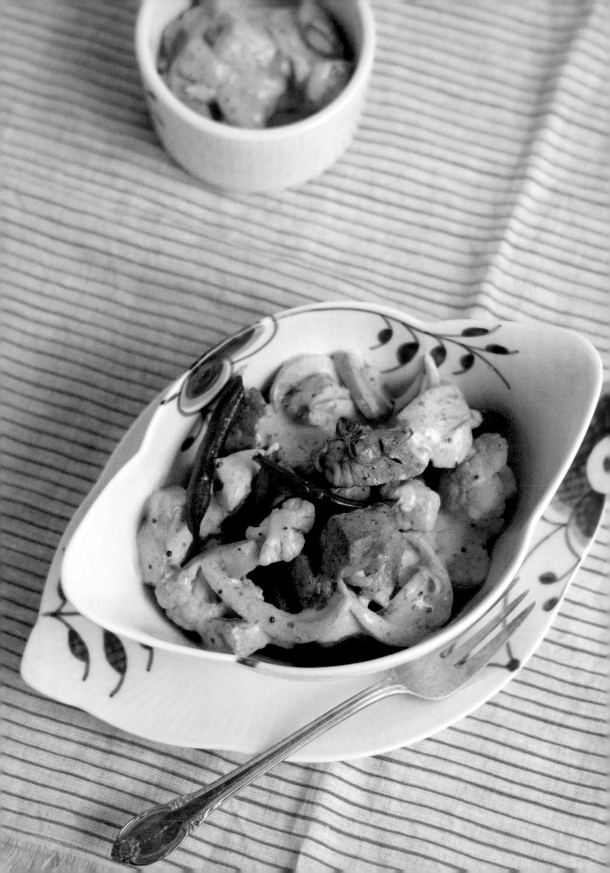

酪梨奶油豬排

熱量	脂肪	蛋白質	碳水化合物	膳食纖維
1798 kcal	160.4 g	63.6g	27.6g	11.1g

吃不胖的
午餐

美味的豬肉配上酪梨，讓您充分攝取健康的脂肪和蛋白質！
用芥末醬搭配奶油製成醬汁，減少油膩感又增添柔順口感！

材料

豬頸肉 200g・酪梨 1/2
顆・洋蔥 1/6 顆・蒜頭 2
粒・花椰菜 1/4 顆・豆角
4～5 根・橄欖油 2 大匙

醬汁

鮮奶油 1 杯・雞湯（或者
水）1/4 杯・帕馬森起司
粉 2 大匙・顆粒芥末醬 1
大匙・鹽巴、胡椒粉適量

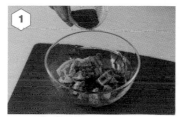

1
將豬頸肉厚切成 3cm×3cm 大小
後，撒上鹽巴、胡椒粉和橄欖
油，醃製一段時間。

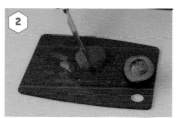

2
將酪梨去皮、去籽。切成跟豬肉
一樣的大小。

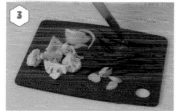

3
將花椰菜洗淨切成方便食用的大
小。豆角若較長，可再對切。將
蒜頭切片、洋蔥去皮、切絲。

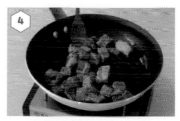

4
將油倒入加熱的鍋裡，再放入豬
肉、用大火油煎。

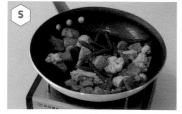

5
將豬肉炒至表面酥黃時，再放入
花椰菜、豆角入鍋炒熟。用鹽
巴、胡椒粉稍微調味後，即可起
鍋裝盤。

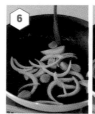

6　6-1
將油倒入鍋裡，放入蒜頭、洋蔥
以小火拌炒。等洋蔥呈現透明
狀，再將鮮奶油、雞湯加進鍋裡
燉煮。

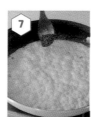

7　7-1
湯汁煮滾後，放入帕馬森起司
粉、法式芥茉子醬，等湯汁變得
濃稠時，放入酪梨煮滾。最後加
上鹽巴、胡椒粉提味。

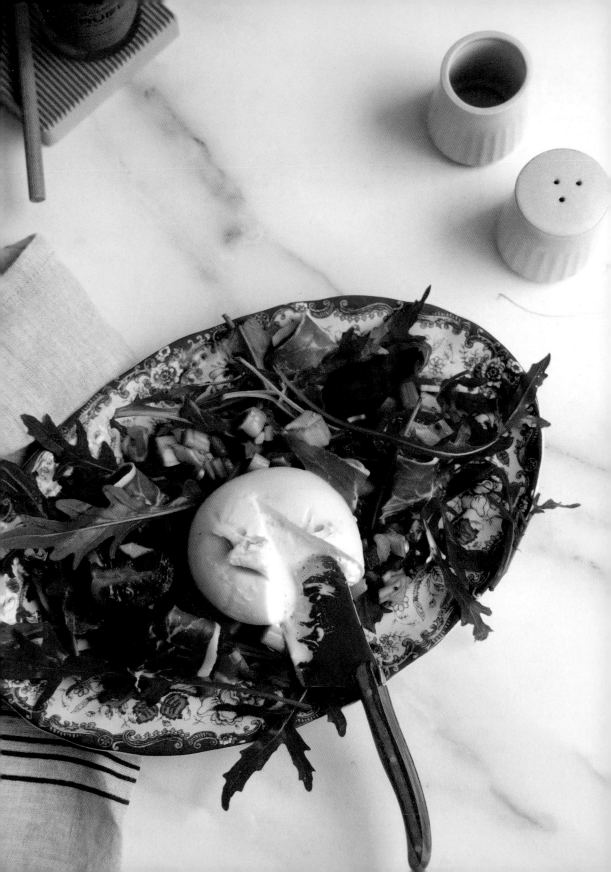

布拉塔
起司沙拉

熱量	脂肪	蛋白質	碳水化合物	膳食纖維
620 kcal	55 g	16.2g	21.7g	3.9g

「布拉塔起司」的「布拉塔（Burrata）」在義大利文中有「帶有奶油風味」
的意思。布拉塔起司是將莫札瑞拉起司跟鮮奶油混在一起製成的柔順生乳酪。
擁有牛奶的濃郁香氣，深受大眾喜愛。尤其是起司配上醃番茄，味道十分清爽。

材料

布拉塔起司 1 個・小番茄
10 顆・紫洋蔥 1/6 顆・
紅甜椒、黃甜椒各 1/6
顆・芹菜 1/2 根・芝麻菜
50g・帕爾瑪火腿 5～6 片

義大利香醋沙拉醬

義大利香醋 3 大匙・檸
檬汁 1 大匙・顆粒芥末
醬 1/2 大匙・橄欖油 3 大
匙・鹽巴、胡椒粉少許

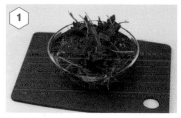

將芝麻菜清洗乾淨、把水瀝乾。

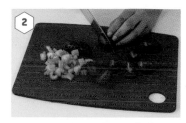

小番茄洗淨去蒂對切。芹菜洗淨
切成方便一口食用的大小。

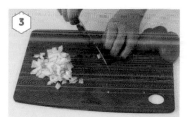

將紫洋蔥和甜椒洗淨，切成玉米
粒大小。

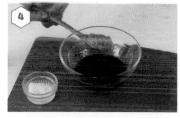

將沙拉醬食材全都放進碗裡攪拌
均勻。

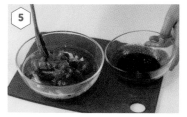

將小番茄、芹菜、洋蔥、甜椒放
進碗裡，再倒入半碗沙拉醬，撒
上一些鹽巴、胡椒粉，靜置 10
分鐘左右。（也可以提前製作好放
進冰箱冷藏，風味更佳。）

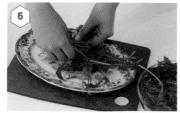

將芝麻菜鋪在盤子上，接著擺滿
醃番茄，再放上布拉塔起司和帕
爾瑪火腿。最後倒入剩餘的沙拉
醬即完成。

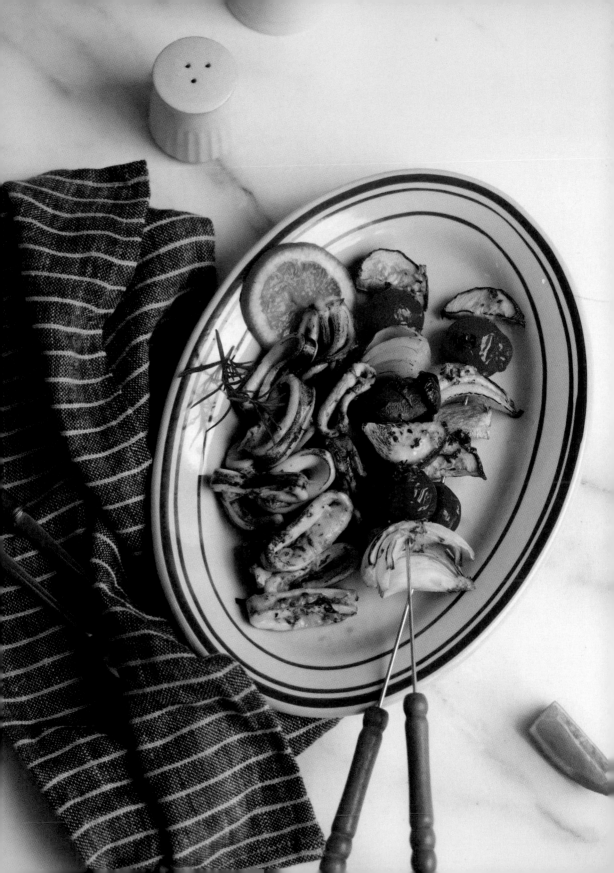

蒜香時蔬
烤魷魚

熱量	脂肪	蛋白質	碳水化合物	膳食纖維
551 kcal	33.8 g	42.2g	19.5g	3.6g

吃不胖的
午餐

將味道清淡的魷魚配上蒜泥奶油和蔬菜烤熟，美味的「蒜香時蔬烤魷魚」就
完成了！香烤魷魚搭配重口味的蒜泥奶油，這樣的迷人風味，滿足又美味！
非常適合假日午後的點心，或是聚餐時的小點。

材料

魷魚 2 隻·小番茄、小
杏鮑菇各 6 個·櫛瓜、
洋蔥各 1/4 顆·有鹽奶油
30g·蒜泥 1 茶匙·香芹
粉、帕馬森起司粉各 2 茶
匙·檸檬汁少許

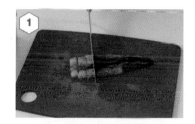

去除魷魚內臟、清洗乾淨後切成
圓形薄片。

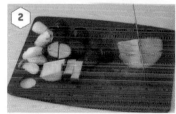

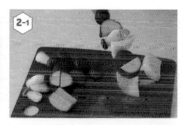

將小杏鮑菇、櫛瓜和洋蔥切成一口大小。將小番茄、櫛瓜、洋蔥
和杏鮑菇分別插上燒烤鐵籤。

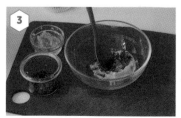

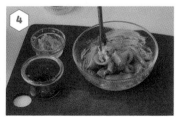

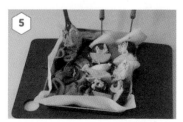

奶油放置室溫下使軟化。再將蒜
泥、帕馬森起司粉、香芹粉和胡
椒粉放進奶油的碗裡均勻攪拌。
（若使用的是無鹽奶油，也可以灑
上一點鹽巴）

將 2/3 的奶油和魷魚放進碗裡，
充分攪拌均勻。

用刷子將剩餘的奶油塗抹在燒烤
鐵籤上，跟魷魚一起放在烤盤紙
上方。放進氣炸烤箱，用 180℃
烤 10～15 分鐘。最後稍微灑上
一點檸檬汁就完成囉！

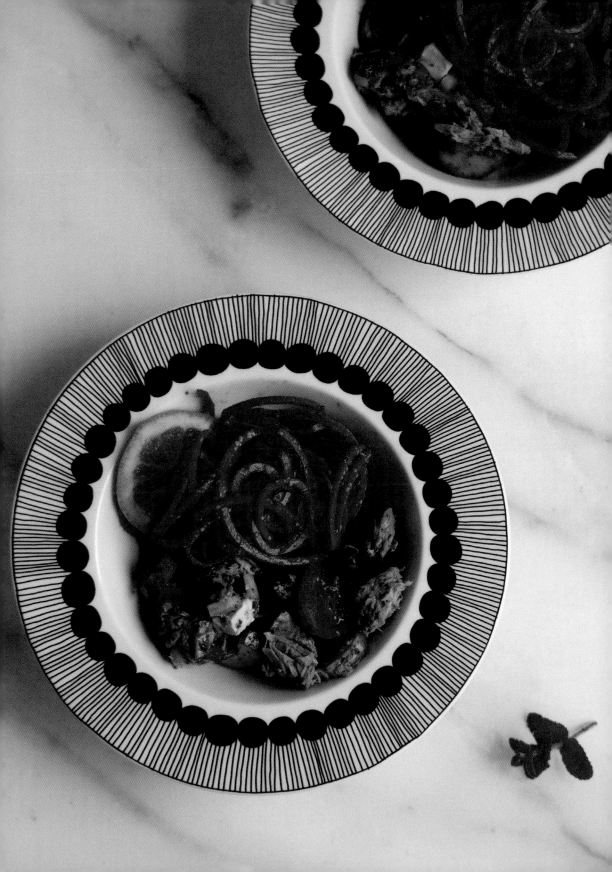

胡蘿蔔麵
佐鮪魚沙拉

熱量	脂肪	蛋白質	碳水化合物	膳食纖維
504 kcal	34.3 g	29g	23.4g	6.4g

中餐想吃點輕食嗎？來點口感清脆的胡蘿蔔麵沙拉如何？將胡蘿蔔製作成麵條，可以享受到胡蘿蔔的甜味，再配上鮪魚、菲達起司和青醬，香味爆表又健康！

材料

胡蘿蔔 1 根・小黃瓜 1/3 根・鮪魚罐頭 1 罐・小番茄 5 顆・芹菜 1/4 根・黑橄欖 4～5 粒・菲達起司 50g・羅勒青醬 3 大匙・鹽巴、胡椒粉少許

醬汁

橄欖油、檸檬汁各 1 大匙・顆粒芥末醬 1 茶匙・鹽巴、胡椒粉少許

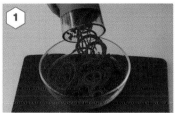

胡蘿蔔洗淨去皮，使用螺旋狀刨絲器將胡蘿蔔刨成長條的麵條狀。

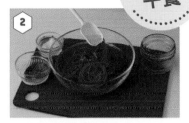

將胡蘿蔔麵裝進碗裡，倒入醬汁食材，攪拌均勻後靜置一段時間；所有食材洗淨。

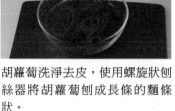

將小黃瓜切半，用湯匙將籽挖除，在切成方便食用的一口大小。小番茄切半，芹菜也切成一口大小。黑橄欖也切半，備用。

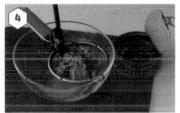

接著，將鮪魚罐頭的油過濾掉。

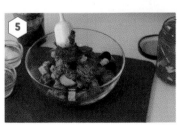

將步驟③的食材、鮪魚和菲達起司放進碗裡，再倒入羅勒青醬輕輕拌勻。（若攪拌得太大力，鮪魚會過度散開，會不夠美觀。只要輕輕攪拌幾次即可。）若味道不夠，可以再輕輕撒上一些鹽巴和胡椒粉。

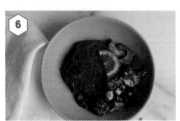

將所有食材裝盤，搭配調味好的胡蘿蔔麵即完成。

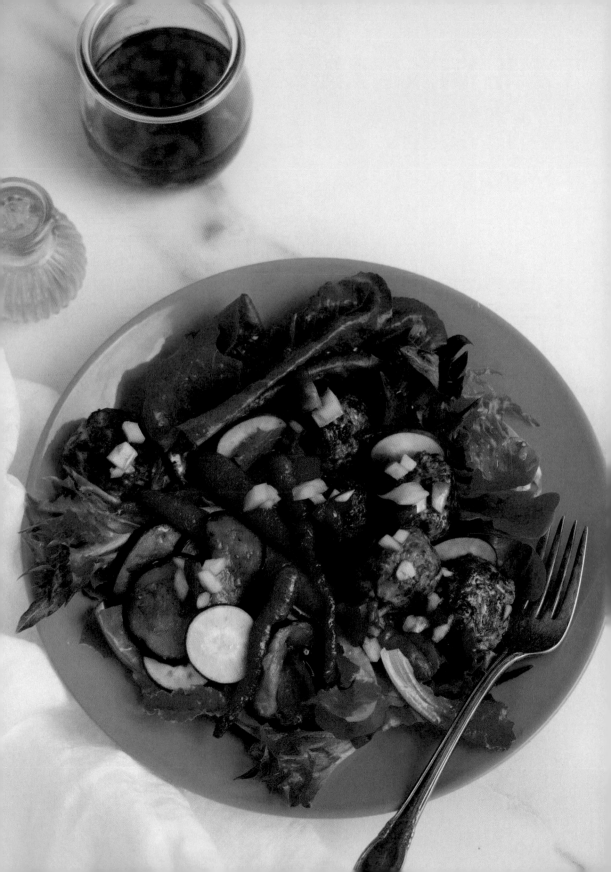

烤肉丸
蔬菜沙拉

熱量	脂肪	蛋白質	碳水化合物	膳食纖維
796 kcal	61.4 g	42.4g	32.4g	17.3g

吃不胖的
午餐

我使用烤肉丸、烤蔬菜製成的沙拉大受歡迎。事先將肉丸製作好、放進冰箱冷凍，需要的時候再拿出來料理即可。就算只吃幾顆肉丸也很有飽足感。

肉丸材料

牛絞肉、豬絞肉各 150g·
洋蔥（切末）1/4 顆·蒜泥
2 茶匙·雞蛋 1 顆·杏仁粉
4 大匙·鹽巴、胡椒粉、肉
荳蔻粉少許·橄欖油適量

沙拉食材

生菜 70g·櫻桃蘿蔔 1 顆·
小胡蘿蔔 3～4 根·茄子
1/3 根·無鹽奶油 10g

沙拉醬

小番茄 3 顆·醬油 3 大
匙·赤藻糖醇 1 大匙·白
醋 1½ 大匙·洋蔥末、橄欖
油各 2 大匙·鹽巴、胡椒
粉少許

T | I | P

提前炒好洋蔥末再拌進肉
丸中，風味更佳。家裡沒
有肉荳蔻粉，也可省略。

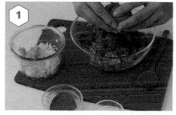

將肉丸食材全都裝進碗裡，邊攪拌邊揉戳。

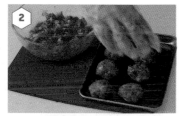

當肉出現黏性時，將肉揉成乒乓球大小的肉丸。

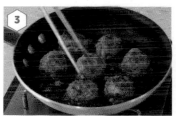

起油鍋。放肉丸。以中小火將肉丸煎至全熟。肉丸的油瀝乾。

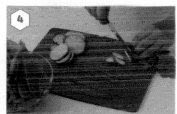

生菜洗淨瀝乾，櫻桃蘿蔔和茄子洗淨後切成圓形薄片，較大條的小胡蘿蔔則對切。

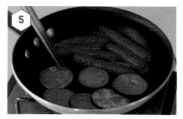

將奶油放進鍋裡加熱，再將胡蘿蔔和茄子放進鍋裡油煎至熟。

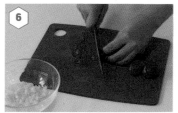

將小番茄洗淨、去蒂和洋蔥切絲後，將所有沙拉醬放進碗裡攪拌均勻。

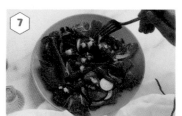

生菜鋪在盤子上，放入肉丸和其他蔬菜，最後撒上沙拉醬即可。

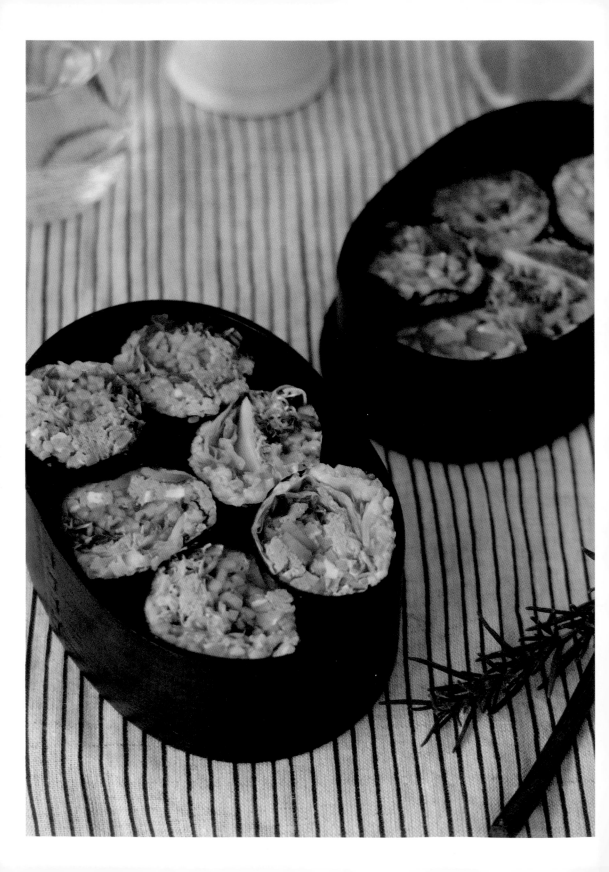

酪梨鮪魚
紫菜飯捲

熱量	脂肪	蛋白質	碳水化合物	膳食纖維
1021 kcal	80.2 g	33.6g	55.5g	25.5g

吃不胖的
午餐

總會有些日子、中午特別忙碌，想要用一些 finger food（可以用手拿著吃的簡單食物）來解決中餐。那就用蔬菜、鮪魚和酪梨來製作一份少飯量的紫菜飯捲吧！真心推薦這道蛋白質和脂肪含量高、碳水化合物含量少的低醣高脂食譜！

材料（2人份）

酪梨 1 顆・鮪魚罐頭 1 罐・小黃瓜 1/2 根・萵苣葉 6～7 片・雞蛋 3 顆・苜蓿苗 30g・市售蒟蒻飯 1 包・烤海苔 3 片・美乃滋 2 大匙・生山葵 1/2 茶匙・鹽巴、胡椒粉適量・橄欖油 1 大匙

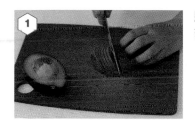

將酪梨洗淨去皮、去籽之後切成薄片。

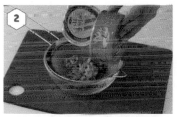

用濾網將鮪魚罐頭的油瀝乾後，加入山葵、美乃滋、鹽巴和胡椒粉充分攪拌。

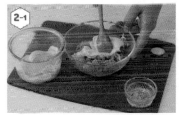

將萵苣葉、小黃瓜切絲。也將苜蓿苗清洗乾淨後、將水瀝乾。

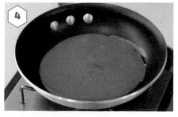

將油倒入加熱的鍋裡，倒入雞蛋液，煎出厚實的蛋皮，放涼切絲，備用。

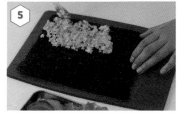

將煮好的糙米蒟蒻飯平鋪在烤海苔上（約海苔的 1/3），儘量鋪得薄一點。

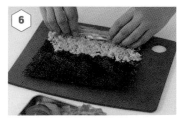

將萵苣、苜蓿苗、蛋絲、小黃瓜、酪梨和鮪魚滿滿地鋪在蒟蒻飯上方。接著，將飯捲捲好後切成方便食用的大小。

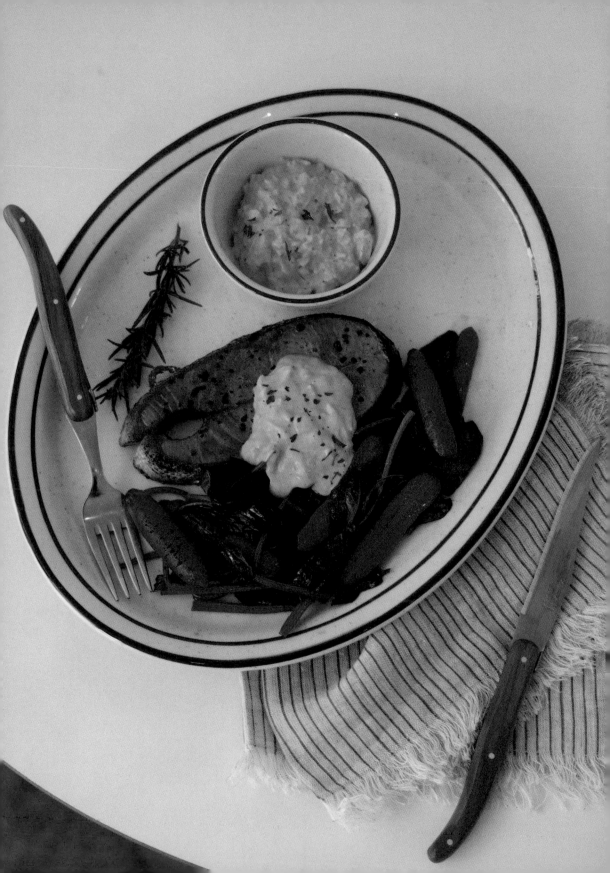

香煎鮭魚
佐塔塔醬

熱量	脂肪	蛋白質	碳水化合物	膳食纖維
725 kcal	53.7 g	51.4g	9.5g	6.6g

吃不胖的
午餐

想飽餐一頓，卻又不想吃肉嗎？來點煎鮭魚如何呢？
用奶油將厚實的鮭魚煎得香噴噴，再配上塔塔醬，風味更佳！
此外，也用奶油油煎蔬菜，讓這一餐營養均衡又美味！

材料

鮭魚 1 塊約 200g・小胡蘿
蔔 3～4 根・菠菜 3 根・
無鹽奶油 2 大匙・鹽巴、
胡椒粉少許・橄欖油適量

塔塔醬（2 人份）

水煮蛋 2 顆・洋蔥末 2 大
匙・橄欖油美乃滋 5 大
匙・顆粒芥末醬、檸檬
汁、赤藻糖醇各 1 茶匙・
鹽巴、胡椒粉少許

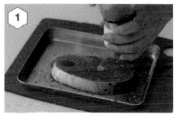

鮭魚排撒上一點鹽巴、胡椒粉，
在魚排表面抹上橄欖油後，靜置
一段時間。

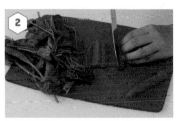

將菠菜清洗乾淨。將較大條的小
胡蘿蔔對切。

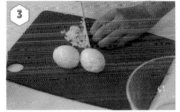

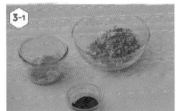

製作塔塔醬時，將水煮蛋和洋蔥切末後，也將其他塔塔醬食材放
進碗裡攪拌均勻。

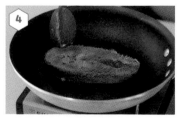

將 1 大匙的奶油放進加熱的鍋
裡，等奶油融化後，再放入調
味好的鮭魚入鍋油煎，將鮭魚煎
至表面酥黃、酥脆。（若鮭魚太
厚，可以先蓋上鍋蓋，以小火充分
將鮭魚煮熟。）

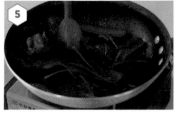

將鮭魚煮熟後起鍋裝盤。將奶油
再次放進鍋裡。待奶油融化後，
將菠菜和胡蘿蔔放進鍋裡拌炒。
再稍微加一點鹽巴和胡椒粉提
味。

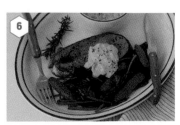

將煎好的鮭魚和蔬菜裝盤，搭配
塔塔醬食用。

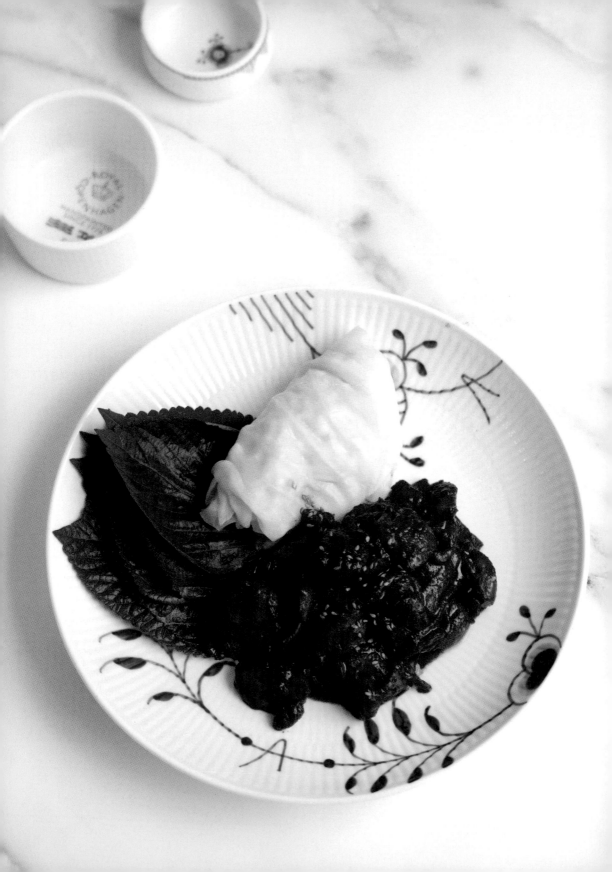

辣炒雞高麗菜

熱量	脂肪	蛋白質	碳水化合物	膳食纖維
494 kcal	30.7 g	35.4g	39.2g	24.1g

吃不胖的
午餐

減肥期間想吃辣的食物嗎？只要用辣椒粉製成辣醬來取代含糖辣椒醬即可！
將雞腿肉醃製成香辣風味，放入鍋裡拌炒，再搭配汆燙的高麗菜，
可以滿足重口味又不會有罪惡感！

材料

雞腿肉 3 片・高麗菜 1/4
顆・芝麻葉 10 片・洋蔥
1/6 顆・橄欖油 1 大匙・
芝麻、芝麻油適量

雞腿肉醬料

辣椒粉 3 大匙・醬油、赤
藻糖醇各 1½ 茶匙・蒜泥
1 茶匙・魚露、蒸餾式燒
酒各 1 大匙・胡椒粉少許

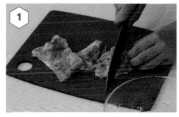

1 將雞腿肉洗淨、擦乾，切成方便
食用的大小。

2 洋蔥去皮切絲，芝麻葉清洗後將
水瀝乾，備用。

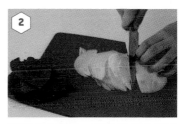

3 把清洗乾淨的高麗菜整個放進耐
熱容器裡，倒入 1/4 杯的水。包
上保鮮膜，用筷子在保鮮膜上戳
一兩個洞，然後將容器放進微波
爐微波 7 分鐘左右。將高麗菜煮
熟後取出冷卻。

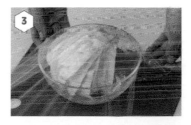

4 雞腿肉和醬汁食材全都裝進碗裡
攪拌均勻，靜置一段時間。

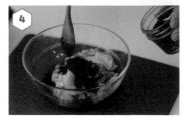

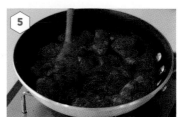

5 將油倒入鍋裡，再將醃製好的雞
腿肉放進鍋裡拌炒。一邊攪拌以
防醬汁燒焦。炒熟後將雞腿肉裝
盤，搭配高麗菜和芝麻葉食用。

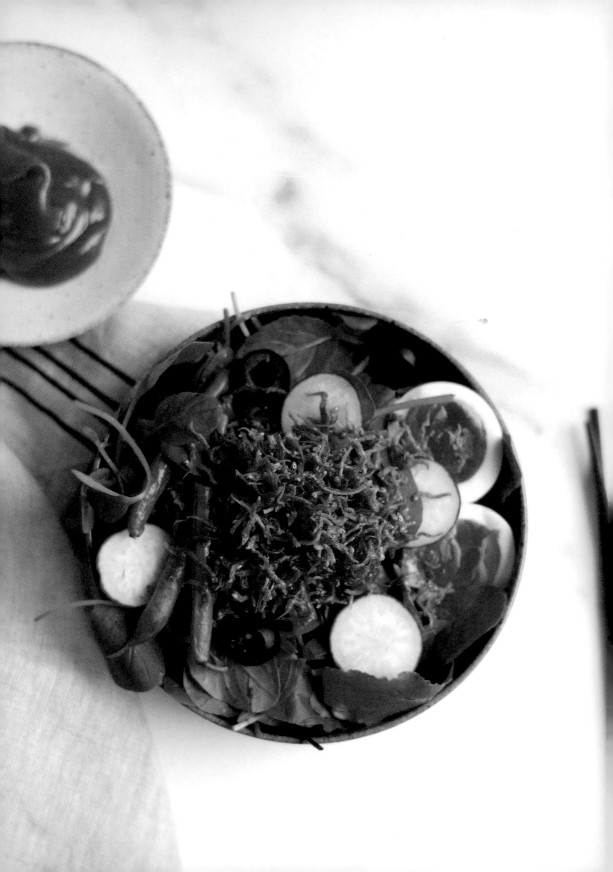

小魚沙拉
佐花生奶油醬

熱量	脂肪	蛋白質	碳水化合物	膳食纖維
475 kcal	39 g	20.1g	13.8g	6.1g

吃不胖的
午餐

鮂仔魚常常被製成小菜，今天嘗試看看，將鮂仔魚當作沙拉的主食吧！
將鮂仔魚油煎後，不僅口感酥脆，鮂仔魚本身的鹹味也很香，讓這道沙拉料理
美味滿分！

材料

鮂仔魚 30g・櫻桃蘿蔔 1
顆・半熟蛋 1 顆・寶貝生
菜 80g・豆角 4～5 根・黑
橄欖 5 粒・橄欖油適量

沙拉醬

無糖花生醬 1 大匙・美乃
滋 2 大匙・醬油 1 茶匙・
阿洛酮糖 1 茶匙・白醋 2
茶匙

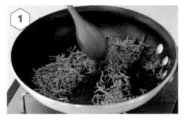

橄欖油均勻倒入鍋裡，將鮂仔魚
放進鍋裡油煎，煎至酥黃即可撈
起、將油瀝乾。

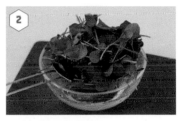

將寶貝生菜清洗乾淨、把水瀝
乾，備用。

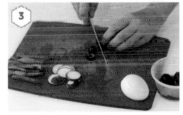

將櫻桃蘿蔔、黑橄欖切成圓形薄
片，較大條的豆角則另外對切；
半熟蛋去殼後對切。

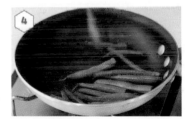

將油倒入鍋裡。放入豆角快速拌
炒，再撒上一點鹽巴和胡椒粉。

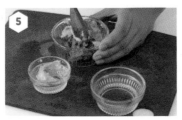

將沙拉醬食材全都放進碗裡攪拌
均勻。

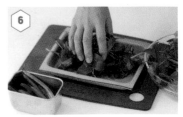

將寶貝生菜鋪在容器後，將所有
食材裝進碗裡。沙拉醬一起食
用。

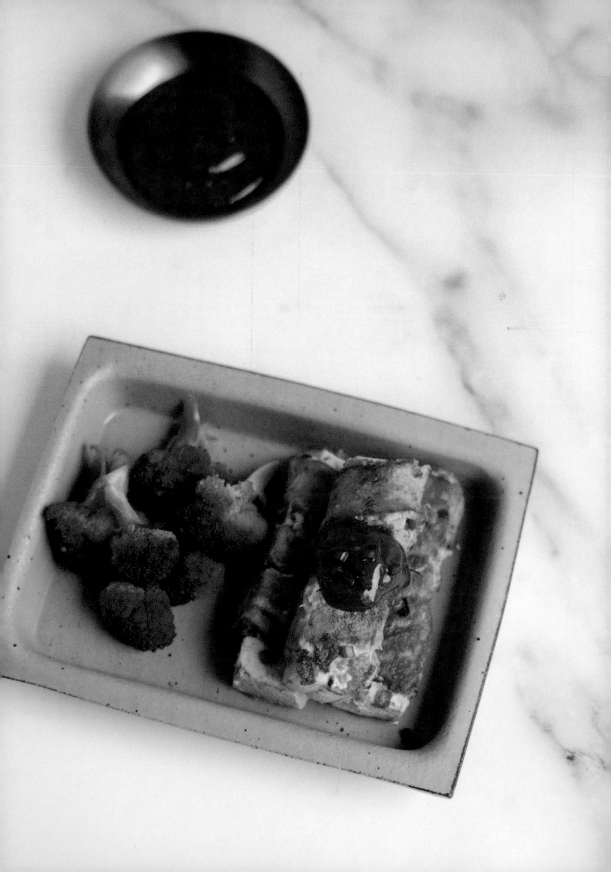

香煎培根捲豆腐 ♥

熱量	脂肪	蛋白質	碳水化合物	膳食纖維
1230 kcal	104.1 g	56.4g	30.4g	13.7g

吃不胖的
午餐

今天中餐不吃煎牛排,來點清淡的煎豆腐如何呢?加入培根增添飽足感,再加上韓式味噌醬來烹調,完成了一餐少油低醣的韓風料理!

材料

板豆腐 1/2 塊‧培根 4
片‧雞蛋 2 顆‧蔥 1 根‧
杏仁粉 4 大匙‧青花菜
1/4 顆‧橄欖油 2 大匙‧
鹽巴、胡椒粉適量

醬汁

美乃滋 3½ 大匙‧韓式味
噌醬、芝麻粉各 1 大匙‧
白醋 1½ 大匙‧阿洛酮糖
2 茶匙

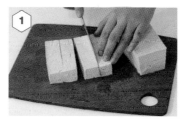

1 將板豆腐厚切,再將切好的豆腐放在廚房紙巾上,撒上鹽巴、胡椒粉後靜置一段時間。

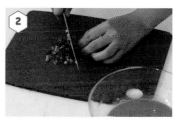

2 蛋汁打進碗裡。將蔥切末後放進蛋汁裡拌勻。

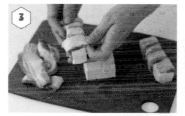

3 將豆腐捲上培根。注意要讓培根的尾端朝下。

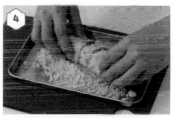

4 將培根豆腐捲裹上杏仁粉,再裹上蛋液。

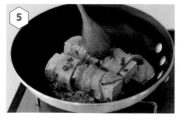

5 將油倒入加熱的鍋子,放上豆腐捲煎熟。

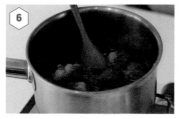

6 將花椰菜切成方便食用的大小,放進鍋裡汆燙至熟後,再用冷水沖涼。

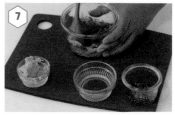

7 將醬汁食材全都放進碗裡攪拌均勻。醬汁完成後,搭配煎豆腐和燙好的花椰菜一起食用。

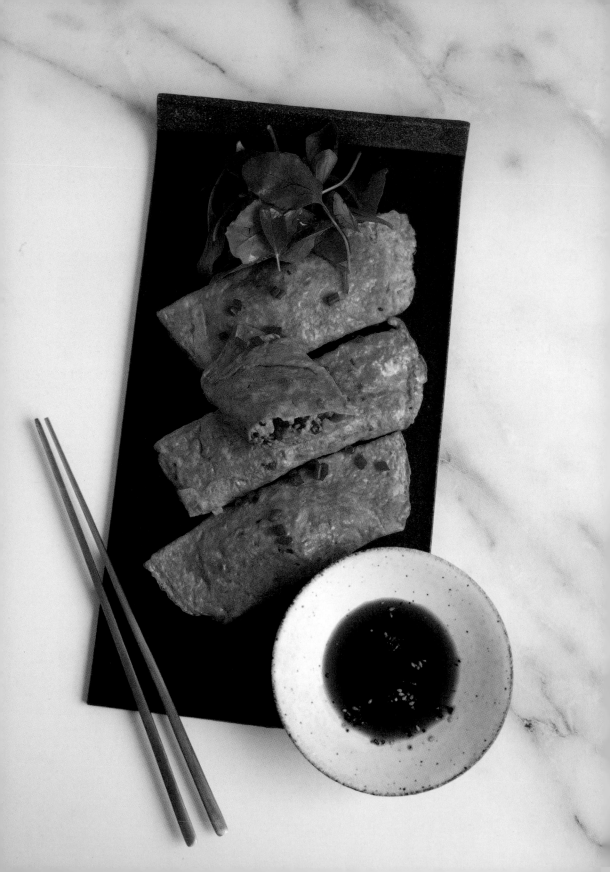

手工低醣蛋餃

熱量	脂肪	蛋白質	碳水化合物	膳食纖維
757 kcal	52.3 g	55.8g	13.9g	3.5g

吃不胖的
午餐

喜歡吃水餃的朋友，肯定也會愛上這道「蛋餃」料理！
做好內餡後，用雞蛋製作成蛋皮以取代澱粉，比製作水餃的方法更簡單！

材料

雞蛋 4 顆・橄欖油適量

餡料

豬絞肉 150g・蒜泥 1 茶
匙・洋蔥 1/6 顆・豆芽
100g・韭菜、胡蘿蔔各
20g・香菇 1 顆・櫛瓜
30g・醬油 1½ 大匙・鹽
巴、胡椒粉適量

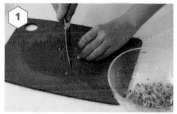

將洋蔥、韭菜、香菇、胡蘿蔔、櫛瓜洗淨瀝乾切末。（也可以放進
食物攪拌機裡攪拌。）

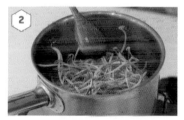

豆芽放進鍋裡汆燙過後，再浸泡
冷水。將水倒掉後將豆芽切末。

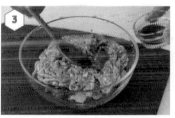

將步驟①的蔬菜、步驟②的豆芽、豬絞肉、蒜泥、醬油、鹽巴和
胡椒粉放進碗裡充分攪拌均勻。

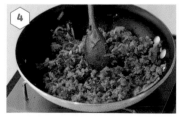

將油倒入加熱的鍋裡，再放入豬
絞肉，以大火拌炒直到湯汁都蒸
發收汁，起鍋備用。

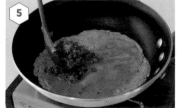

將油倒入加熱的鍋裡，轉成小火
後，再將蛋液倒入鍋裡，弄成薄
薄的一層。

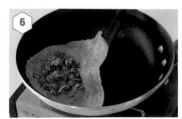

將餡料擺在蛋皮上，等蛋快熟的
時候，再將蛋皮折成一半即可完
成。（沾醬油吃更美味喔！）

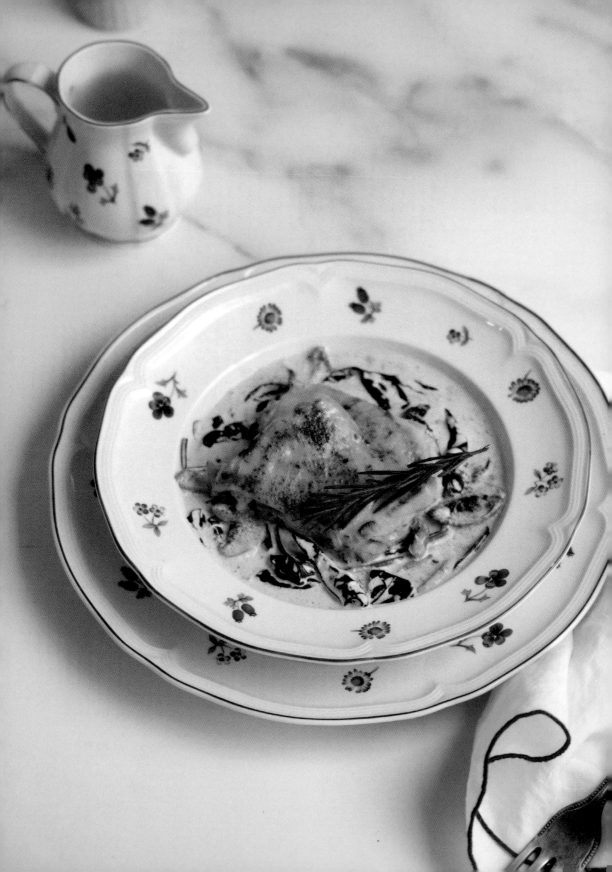

奶油菠菜雞排

熱量	脂肪	蛋白質	碳水化合物	膳食纖維
1224 kcal	111 g	41.5 g	14.9g	2.9g

吃不胖的
午餐

「雞腿肉」是大眾喜愛雞肉之中最美味的部位。用雞腿排肉來製作，
再放入滿滿的菠菜、搭配香濃的奶油白醬，味道絕佳的一餐就完成囉！

材料

去骨雞腿肉 3 片‧無鹽奶
油 10g‧鹽巴、胡椒粉適
量‧橄欖油 1 大匙‧菠
菜 4 把‧洋蔥 1/4 顆‧蒜
頭 3 粒‧義大利辣椒 2～3
根‧洋菇 3 顆‧鮮奶油 1
杯‧帕馬森起司粉 2 大匙

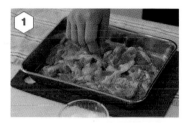

1 將去骨雞腿肉清洗乾淨後、將水擦乾，撒上鹽巴、胡椒粉。

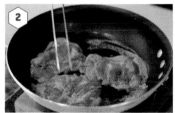

2 鍋子加熱後抹上奶油，待奶油融化時，將雞腿肉正反兩面都煎得酥黃，起鍋備用。

3 蒜頭切片，將菠菜洗淨大致切成 3 等分，洋菇切片，洋蔥切絲，備用。

4 將油再次倒入步驟②的鍋裡，先將蒜片放入爆香，再放入義大利辣椒和洋蔥絲。

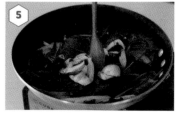
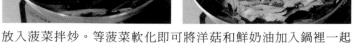

5 放入菠菜拌炒。等菠菜軟化即可將洋菇和鮮奶油加入鍋裡一起煮。

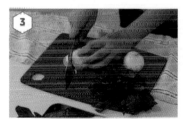

5-1

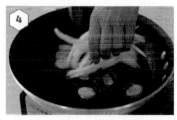
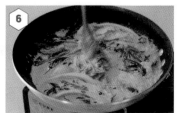

6 等鮮奶油煮滾時，加入帕馬森起司粉、鹽巴和胡椒粉提味，將奶油白醬裝盤後，再擺上油煎的雞腿肉即可完成。

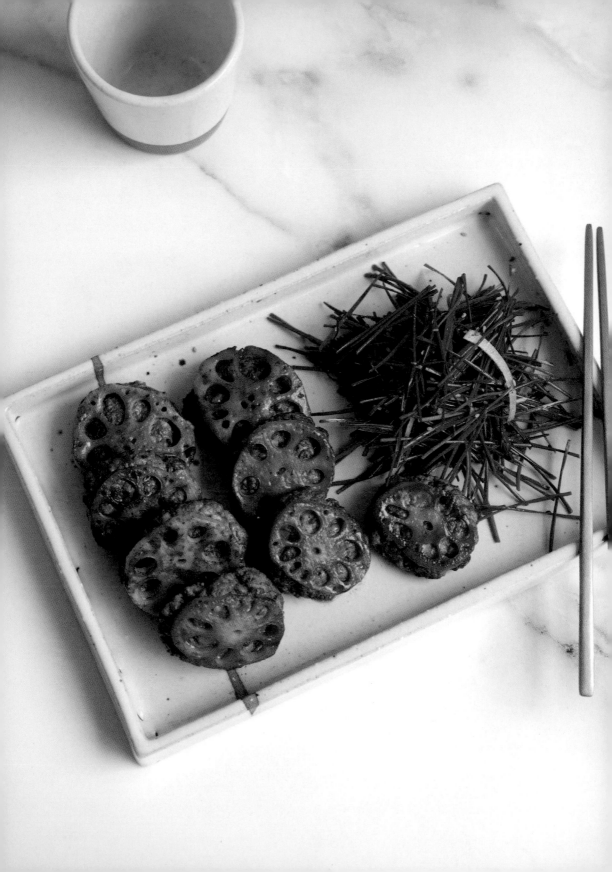

蓮藕肉餅佐涼拌韭菜

熱量	脂肪	蛋白質	碳水化合物	膳食纖維
804 kcal	55.3 g	54.1 g	39.2g	22.8g

吃不胖的
午餐

此食譜用赤藻糖醇調出甜味，並且在肉餅裡添加蓮藕、增添清脆口感。
再配上用韭菜製成的小菜，拿這道料理來招待客人也毫不遜色喔！

材料

牛排骨肉（或是牛絞肉）150g・豬絞肉 100g・韭菜 100g・蓮藕約 1/4 顆・洋蔥 1/6 顆・豬油適量

肉醬

醬油 2 大匙・蔥末 2 大匙・蒜末 1 茶匙・蒸餾式燒酒 1 大匙・芝麻油 1 大匙・赤藻糖醇 1½ 大匙・核桃末 2 大匙・鹽巴、胡椒粉少許

韭菜醬料

韓式魚露、白醋、紫蘇籽油各 1 大匙・醬油 ⅓ 大匙・辣椒粉、阿洛酮糖各 1 茶匙・芝麻少許

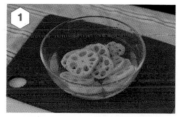

將蓮藕去皮、清洗乾淨後切成圓形薄片，然後浸泡水中、加入一點白醋。（若蓮藕太厚、就無法跟肉餅緊貼在一起。）

將牛肉、豬肉、肉醬食材全都放進碗裡充分攪拌。

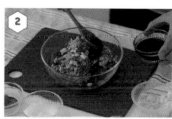

將調味好的肉捏成桌球大小，放置於平盤上壓平，再將蓮藕片放在肉餅上、輕壓直到密合。

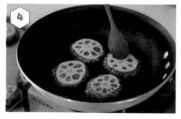

起油鍋，放上蓮藕肉餅入鍋油煎。注意要用小火慢慢煎，以防燒焦。（若使用氣炸鍋，為 180℃ 烤 20 分鐘。）

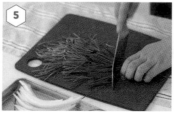

將韭菜和洋蔥切成 4cm 長度，將韭菜醬料食材全都放進碗裡攪拌均勻，即可食用。

低碳減醣家常料理

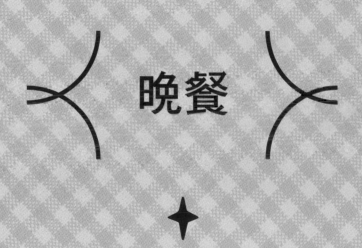

晚餐

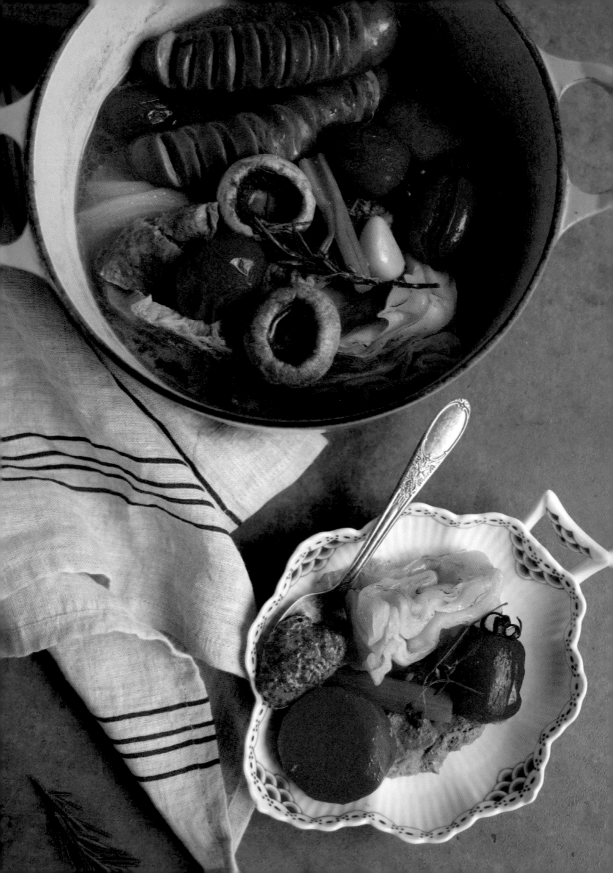

法式蔬菜燉肉鍋
（Pot-au-feu）

熱量	脂肪	蛋白質	碳水化合物	膳食纖維
2046 kcal	149.5 g	131.7 g	40.55g	10.4g

這道料理是將肉、蔬菜和香草放入一個裝有水的大鍋中，然後用長時間小火慢燉。製作方法比想像中簡單，非常適合在寒冷的冬天，推薦作為晚餐菜單，可以溫暖全身。

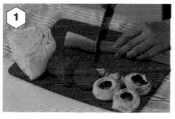

去皮胡蘿蔔切 3～4 塊。去皮洋蔥切成 4 等分。洋菇去除蒂頭。芹菜切成 5～6cm 長度。高麗菜不切。

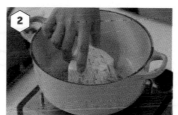

鍋裡倒油，再加入高麗菜，將切面煎得酥黃，起鍋備用。

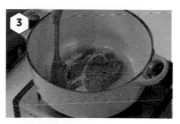

將豬頸肉整塊放進鍋裡，將兩面煎至酥黃。

材料（2～3 人份）

豬頸肉 400g・德國香腸 2 根・高麗菜 1/4 球・洋菇 4 顆・胡蘿蔔 ½ 根・洋蔥 ½ 顆・芹菜 1 根・小番茄 4～5 顆・蒜頭 4 粒・黑胡椒粒 5～6 粒・橄欖油 2 大匙・蔬菜棒 3 杯・香草（迷迭香、麝香草、香芹、月桂葉等）・顆粒芥末醬少許・鹽巴、胡椒粉適量

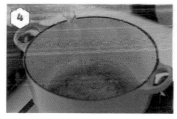

接著倒入清水煮滾後，將蔬菜棒、香草、黑胡椒粒也加進鍋裡煮 30 分鐘。

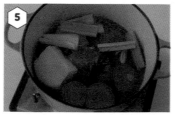

等步驟④鍋裡的肉煮熟，再將胡蘿蔔、洋蔥、芹菜、洋菇放進鍋裡煮 20 分鐘。

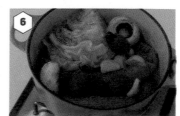

其餘食材放進鍋裡煮 10 分鐘，然後再加入鹽巴、胡椒粉提味。最後搭配顆粒芥末醬食用。

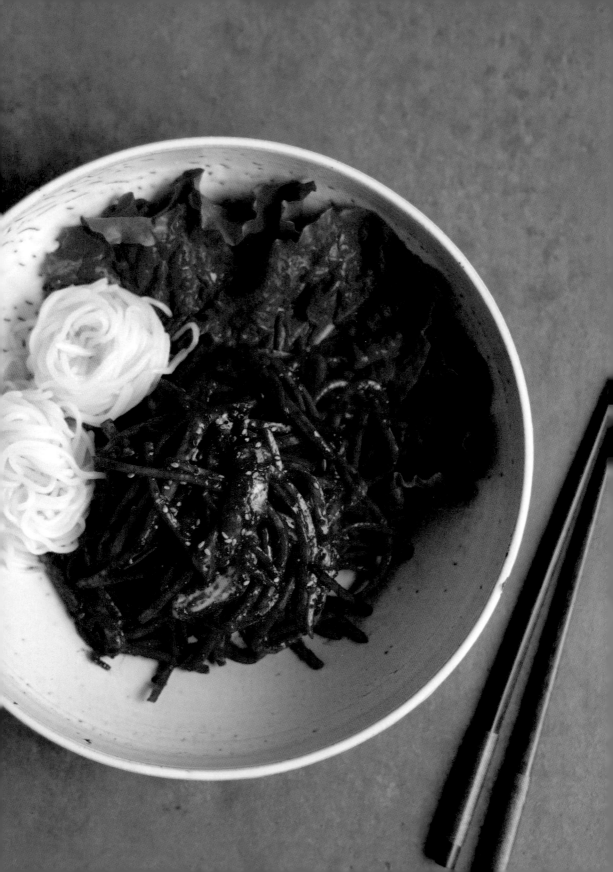

辣炒魷魚蘿蔔蒟蒻麵

熱量	脂肪	蛋白質	碳水化合物	膳食纖維
406 kcal	13.6 g	38.4 g	64.6g	38.7g

吃不胖的
晚餐

總有些日子特別想來點香辣清爽的韓式辣拌麵！就用蒟蒻麵來製作拌麵吧！
有嚼勁的蒟蒻麵非常適合用來製作甜辣口感的拌麵。
再加入滿滿的魷魚和蘿蔔增添清爽風味，非常適合在炎熱的夏天食用！

材料

魷魚 1 隻・白蘿蔔 250g・
蔥 5～6 根・蒟蒻麵 1
包・萵苣適量

醃製醬料

低糖辣椒醬 2 大匙・魚醬
油 2 大匙・赤藻糖醇 2 大
匙・辣椒粉 4 大匙・白
醋 3 大匙・阿洛酮糖 2 茶
匙・蒜末 1/2 大匙・芝麻
油 1 大匙・芝麻適量・胡
椒粉少許

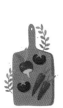

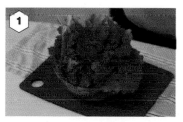

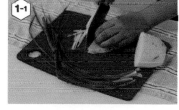

萵苣清洗淨、將水瀝乾。將蔥清洗後切成 4cm 長・蘿蔔去皮切絲。

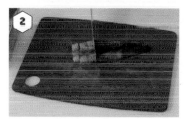

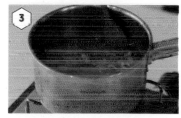

去除魷魚內臟、將魷魚清洗乾淨後，切成方便食用的大小。

將魷魚汆燙後撈起放涼。

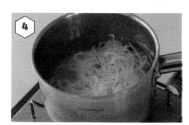

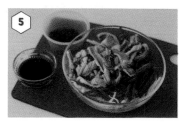

蒟蒻麵汆燙，煮熟後將水瀝乾。

將白蘿蔔絲、魷魚、及蒟蒻麵，和醃製醬料食材等全都放進碗裡攪拌均勻，搭配萵苣食用。

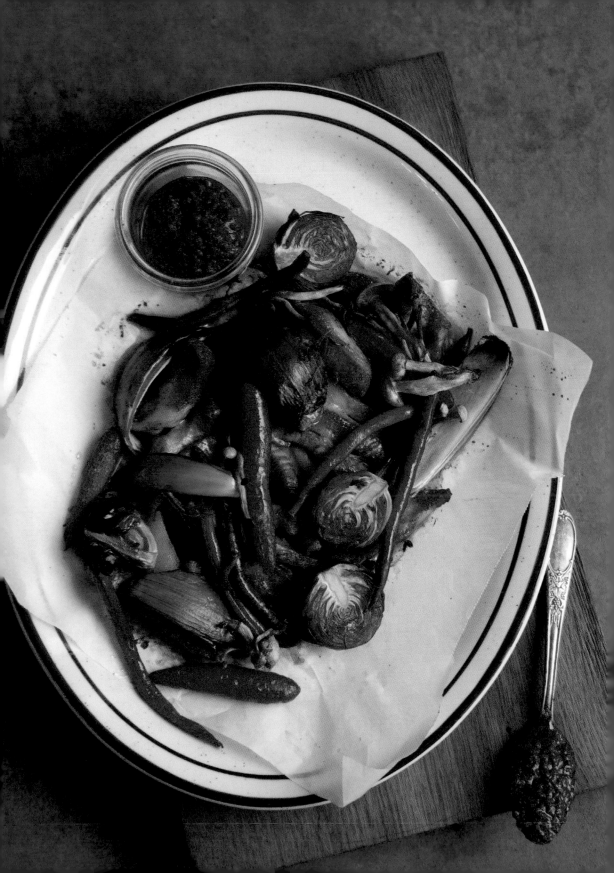

紙包烤蔬菜
松阪肉

熱量	脂肪	蛋白質	碳水化合物	膳食纖維
674 kcal	54.9g	26.3g	21.7g	4.4g

吃不胖的
晚餐

雖然想吃烤肉，但又覺得油煎的程序很繁瑣嗎？試著用氣炸鍋來料理吧！
配上多款蔬菜，讓這頓料理充滿飽足感又美味！
醬料的部分，用羅勒青醬來取代一般的蒜醬，吃起來口感更為高級！

材料

松阪豬 200g・紫洋蔥 1/2
顆・豆角 4～5 根・小胡
蘿蔔 3 根・球芽甘藍 4
顆・鴻喜菇 50g・鹽巴、
胡椒粉少許・橄欖油 2 大
匙・羅勒青醬適量

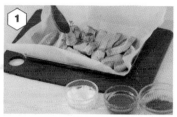

1 將鹽巴、胡椒粉撒在松阪豬上，
再灑上橄欖油，靜置一段時間。
（也可以放入迷迭香之類的香草。）

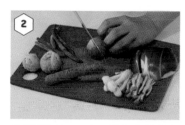

2 紫洋蔥厚切。較大條的小胡蘿蔔
可以另外對切。球芽甘藍對切。
較長的豆角也可以另外對切。也
將鴻喜菇處理好。

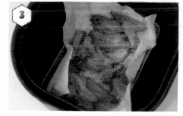

3 在氣炸鍋裡鋪上烘焙紙，再放入
松阪豬，以 200℃ 烤 10 分鐘。

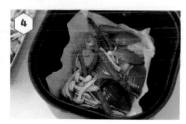

4 將松阪豬烤 10 分鐘之後，再放
入其餘處理完畢的蔬菜。灑上橄
欖油之後，用 180℃ 烤 5～7 分
鐘。最後將烤好的肉和蔬菜裝
盤，再配上羅勒青醬即可。

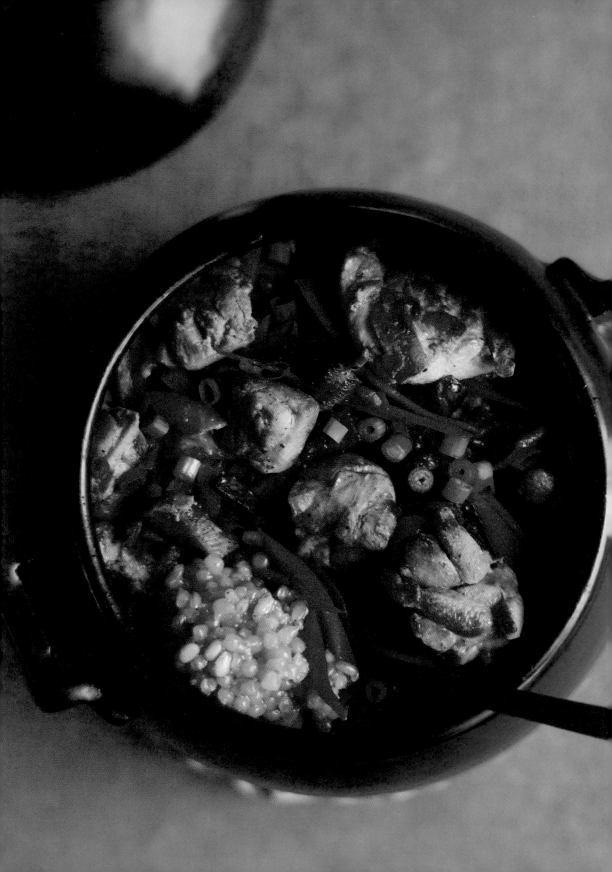

雞肉香菇石鍋飯

熱量	脂肪	蛋白質	碳水化合物	膳食纖維
565 kcal	36.3g	24.1g	45g	10g

只要使用糙糯米和蒟蒻米來製作石鍋拌飯料理，就可以大幅減少碳水化合物的攝取。另外添加滿滿的雞腿肉、香菇和胡蘿蔔等配料進去煮，豐富的石鍋飯就完成了！

材料

糙糯米（圓糯）50g．蒟蒻米1包．雞腿肉2塊．香菇2朵．胡蘿蔔30g．橄欖油2大匙．日式醬油1大匙．水少許

雞肉醬料

醬油1½大匙．料酒1大匙．赤藻糖醇2茶匙．胡椒粉少許

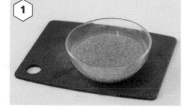

將糙糯米洗淨，浸泡水裡30分鐘左右，蒟蒻米清洗乾淨後、將水倒掉。

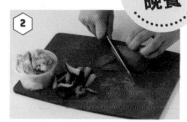

將雞腿肉切成一口大小。胡蘿蔔切絲。去除香菇蒂頭後切細。

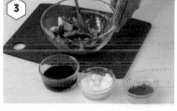

將雞腿肉、香菇和雞肉醬料等食材全都放進碗裡。充分攪拌均勻、使之入味。

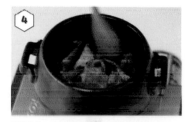

將油加入飯鍋裡，再將調味好的雞肉和香菇放進鍋裡拌炒。等雞肉全熟後，再將炒好的雞肉和香菇撈起裝進其他的容器裡，備用。

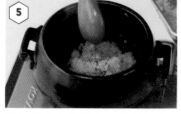

將糙糯米和蒟蒻米放進鍋裡煮。將水倒入鍋裡（水量跟米的高度差不多）。再添加1大匙的日式醬油入鍋，以大火拌炒。等水煮滾時，就轉成中火，再煮10分鐘左右。

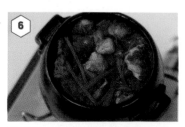

等鍋裡的湯汁蒸發時即轉小火。放入炒好的雞肉、香菇、切絲胡蘿蔔之後，再蓋上鍋蓋燜煮5分鐘左右即可完成。

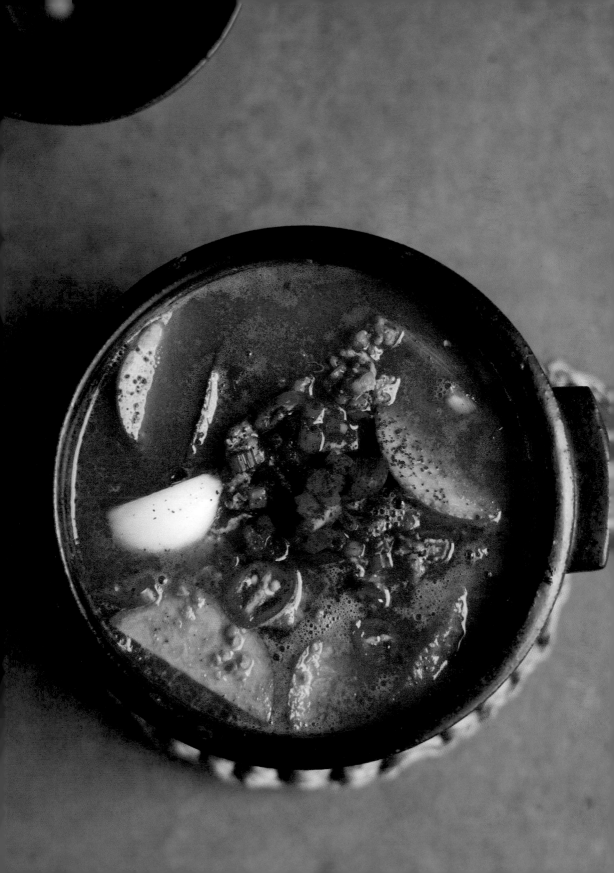

韓式牛腩
大醬湯

熱量	脂肪	蛋白質	碳水化合物	膳食纖維
433 kcal	22.4g	39.7g	21.5g	4.1g

韓式大醬湯是幾乎所有的韓國人都愛吃的料理。所以，愛吃韓國料理的你，來試試「韓式牛腩大醬湯」吧！滿滿的各種蔬菜和牛腩是天作之合。「不放入過多的大醬，將味道變得清淡一點」是煮這道料理的訣竅。

材料

牛腩 100g・豆腐 1/3 塊・櫛瓜、洋蔥各 1/4 顆・香菇 2 個・蔥 1/2 根・辣椒 1 根・韓式大醬 2 大匙・鯷魚昆布高湯 4 杯・蒜末、辣椒粉各 1 茶匙・韓式湯醬油、紫蘇籽油各 1 大匙

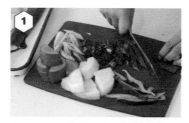

將櫛瓜洗淨厚切成半圓形。洋蔥切成一口大小。香菇去蒂頭、厚切。豆腐切丁。蔥和辣椒切末。

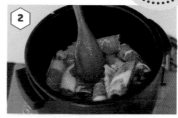

在一般鍋子或石鍋裡倒入油，再將牛腩放入鍋裡拌炒。

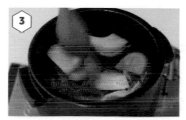

等牛腩幾乎全熟時，再將切好的櫛瓜、洋蔥和香菇一併放進鍋裡輕輕拌炒。

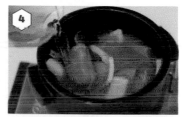

等洋蔥呈現透明狀時，再將高湯倒入鍋裡煮。

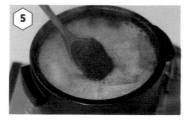

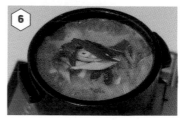

肉湯再煮一陣子，然後將韓式大醬加入鍋裡。將大醬攪拌均勻後，再加入蒜末和韓式湯醬油調味。

將切好的豆腐放進鍋裡煮一下，然後再放入蔥和辣椒。按照個人口味，也可以撒上一些辣椒粉提味。

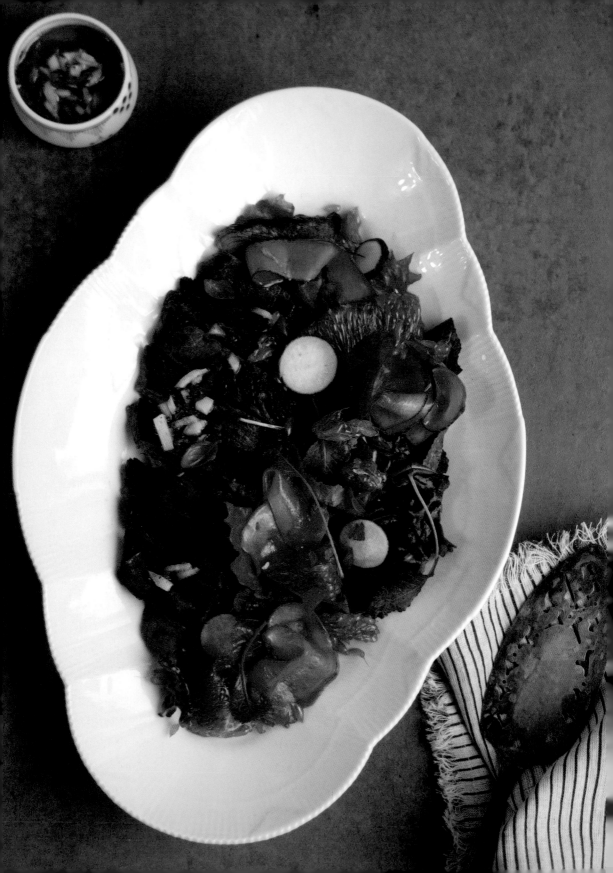

牛排佐葡萄柚寶貝沙拉 ♥ +

熱量	脂肪	蛋白質	碳水化合物	膳食纖維
949 kcal	73.6g	56.5g	20.9g	8.2g

今晚想來點牛排嗎？
牛排搭配生菜和葡萄
柚，讓整道料理的口
感更加清爽！另外用
白酒醋、羅勒葉製成
的沙拉醬，與牛肉是
完美組合！

材料

牛肉（里肌肉）200g・葡萄
柚 1/2 顆・櫻桃蘿蔔 1 顆・
寶貝生菜 70g・櫛瓜 1/2
條・鹽巴、胡椒粉少許・橄
欖油 2 大匙・無鹽奶油 20g

沙拉醬

羅勒葉 3～4 片・顆粒芥末
醬 2 茶匙・洋蔥 2 大匙・橄
欖油、白酒醋各 3 大匙・鹽
巴少許・阿洛酮糖 1 大匙

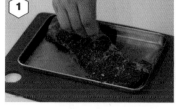

將牛里肌肉撒上鹽巴、胡椒粉和
橄欖油，靜置一段時間。

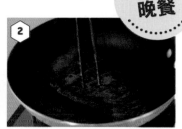

將奶油放進加熱的鍋裡，待奶油
融化後，再將牛里肌肉放進鍋裡
油煎。煎 1 分 30 秒之後翻面，
再煎 1 分 30 秒，最後再翻面一
次、煎 1 分鐘。然後將牛肉裝進
容器裡、包上鋁箔紙燜熟。

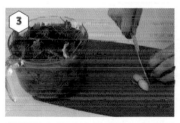

將寶貝生菜清洗乾淨後、將水瀝
乾。櫻桃蘿蔔切成圓形薄片。

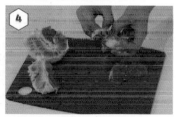

將葡萄柚去皮、果肉內的皮也剝
乾淨。

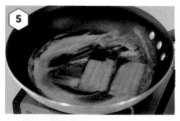

櫛瓜洗淨切薄片。將奶油放入鍋
裡加熱融化後，櫛瓜放進鍋裡油
煎至熟。撒上一點鹽巴、胡椒粉
提味。

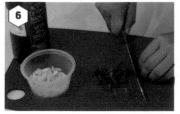

將沙拉醬食材全都放進碗裡攪拌
均勻。羅勒葉切末後也放進同一
個碗裡。

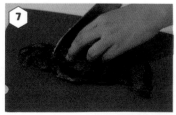

最後，將牛肉切小塊和葡萄柚寶
貝生菜沙拉一起裝盤，最後再淋
沙拉醬即可完成。

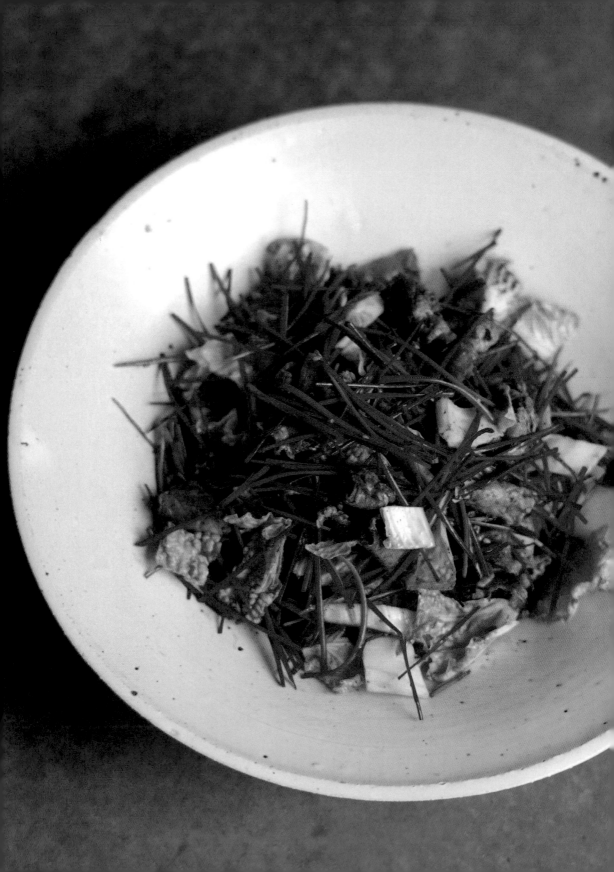

韓式牛肉
韭菜沙拉

熱量	脂肪	蛋白質	碳水化合物	膳食纖維
455 kcal	26.8 g	41.7g	27.9g	21.7g

將煎得香噴噴的牛腩搭配韭菜和山東大白菜，製作成韓式沙拉。
山東大白菜擁有特殊的甜味，跟牛腩的味道非常搭，
享受一頓清爽無負擔的晚餐吧！

材料

牛腩 150g・韭菜 100g・
大白菜 1/4 顆

醃製醬料

辣椒粉 1 大匙・韓國濃醬
油 1 大匙（亦可用台式醬
油取代）・赤藻糖醇 1 大
匙・魚露 2 大匙・紫蘇
籽油 2 大匙・白醋 1½ 大
匙・芝麻少許

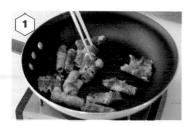

1 將牛腩放進鍋裡煎至熟，再裝盤
冷卻。

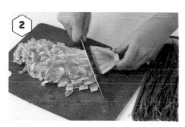

2 將大白菜清洗乾淨後，切成 2cm
左右長度。

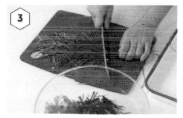

3 將韭菜清洗乾淨後、將水倒掉，
切成 4cm 長。

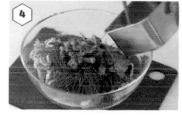

4 將大白菜、韭菜和煎好的牛肉放
進碗裡，再加入紫蘇籽油、攪拌
均勻。

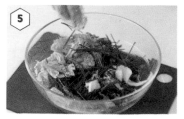

5 將其餘的醃製醬料食材全都放進
碗裡，充分拌勻後裝盤。

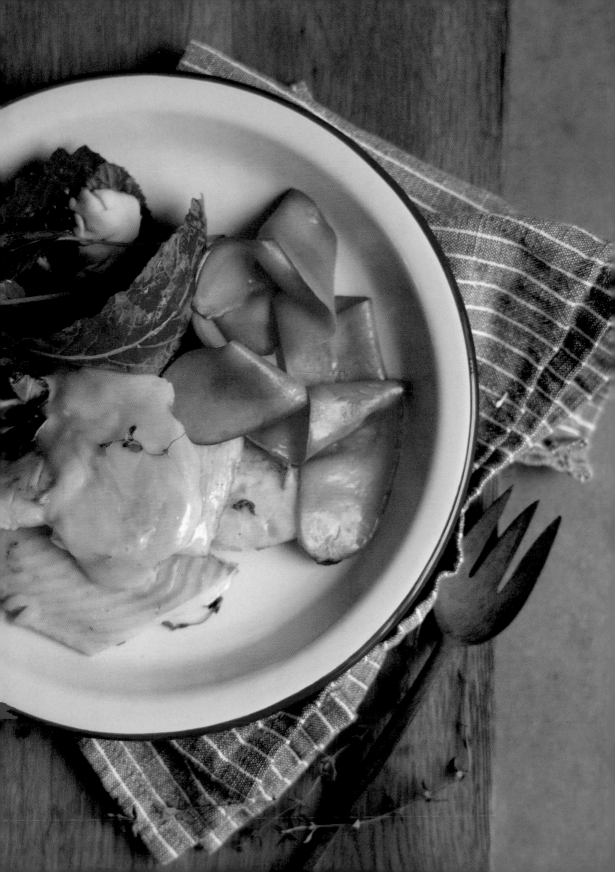

香煎檸檬奶油魚

熱量	脂肪	蛋白質	碳水化合物	膳食纖維
802 kcal	60.8 g	55.5g	14.9g	2.9g

今晚來製作一道特別的魚料理吧！

用奶油煎魚、配上清爽的檸檬奶油醬，嘗試看看這道風味濃郁的魚料理吧！

材料

比目魚（或是無刺的其他魚類）250g・櫛瓜 1/3 根・寶貝生菜 30g・無鹽奶油 20g・鹽巴、胡椒粉適量

醬料

橄欖油美乃滋 4 大匙・無糖優格 2 大匙・阿洛酮糖 1 大匙・檸檬汁 1½ 大匙・鹽巴、胡椒粉少許

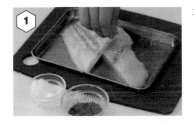

在無刺魚片上撒胡椒粉抓醃。
（也可以灑上一點薑末和料酒。）

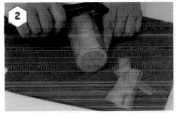

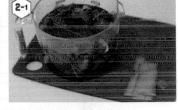

將寶貝生菜清洗乾淨後、瀝水。用刨絲器將櫛瓜削成薄片。

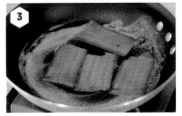

將奶油放進鍋裡加熱，待奶油融化後，再放上薄切櫛瓜煎熟。再灑上一點鹽巴、胡椒粉來提味後裝盤。

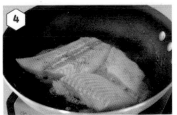

使用剛剛煎櫛瓜的鍋子…再放入一點奶油，待奶油融化後，將調味好的魚放進鍋裡油煎，正反兩面都煎至酥黃即可起鍋、裝盤。

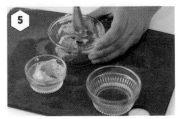

將醬汁食材全都放進碗裡攪拌均勻。將生菜、煎好的櫛瓜和魚全都裝進容器裡，灑上醬汁即可完成。

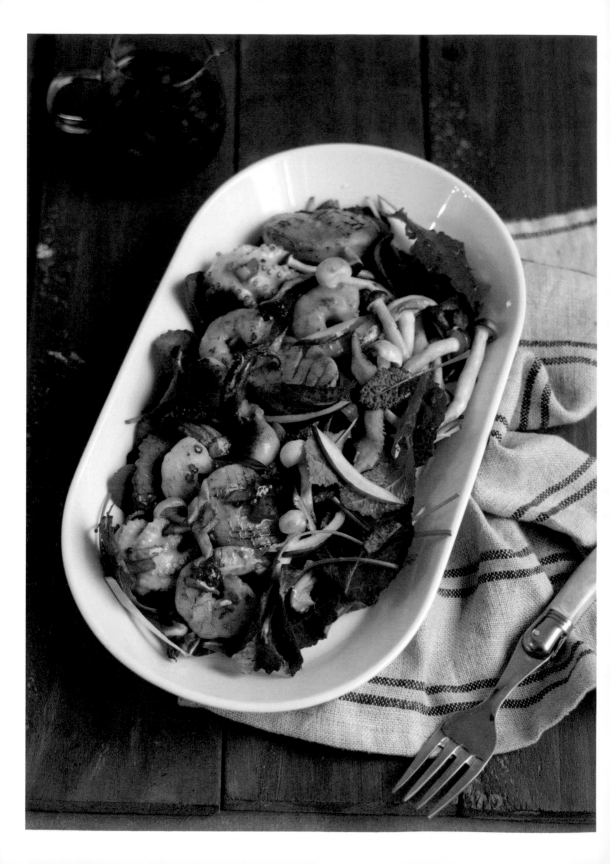

海鮮總匯菇菇沙拉

熱量	脂肪	蛋白質	碳水化合物	膳食纖維
680 kcal	54.86g	30g	21.8g	4.2g

將菇類搭配多款海鮮製成食材豐盛的「海鮮總匯菇菇沙拉」。香煎海鮮後的鮮甜，配上口感有嚼勁的菇類，美味程度直逼滿分，最適合當作晚餐或下酒菜食用。

材料

鮮蝦 5 隻・小章魚 4 隻・干貝 3 粒・香菇 1 個・秀珍菇 30g・鴻喜菇 30g・生菜 80g・紫洋蔥 1/6 顆・無鹽奶油 10g・橄欖油 1 大匙・鹽巴、胡椒粉適量

沙拉醬

義大利香醋 3 大匙・橄欖油 3 大匙・洋蔥末 2 大匙・顆粒芥末醬 1/2 大匙・檸檬汁 1 大匙・鹽巴、胡椒粉少許

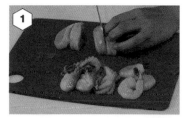

1. 將干貝切成 2～3 等分、方便食用的薄片。去除小章魚的內臟後清洗乾淨。鮮蝦也去殼和去腸泥並清洗乾淨。

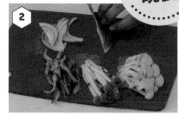

2. 將秀珍菇和鴻喜菇撕成方便食用的大小。香菇去蒂頭後切絲。將紫洋蔥去皮、切絲。

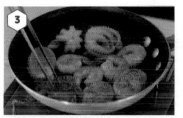

3. 將奶油放進加熱後的鍋裡，待奶油融化後，再將蝦子、小章魚和干貝放進鍋裡油煎。撒上鹽巴、胡椒粉後煎至酥黃。將煎好的海鮮裝進碗裡。

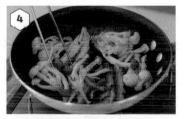

4. 在炒過海鮮的鍋裡再次加入奶油，待奶油融化後，再將菇類都放進鍋裡拌炒，撒上鹽巴、胡椒粉提味後裝進碗裡。

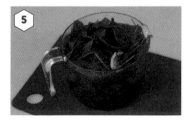

5. 將寶貝生菜洗淨後瀝乾水分。

6. 將沙拉醬食材全都放進碗裡攪拌均勻。將生菜鋪在沙拉碗裡，放上炒好的香菇和海鮮，再搭配沙拉醬即可食用。

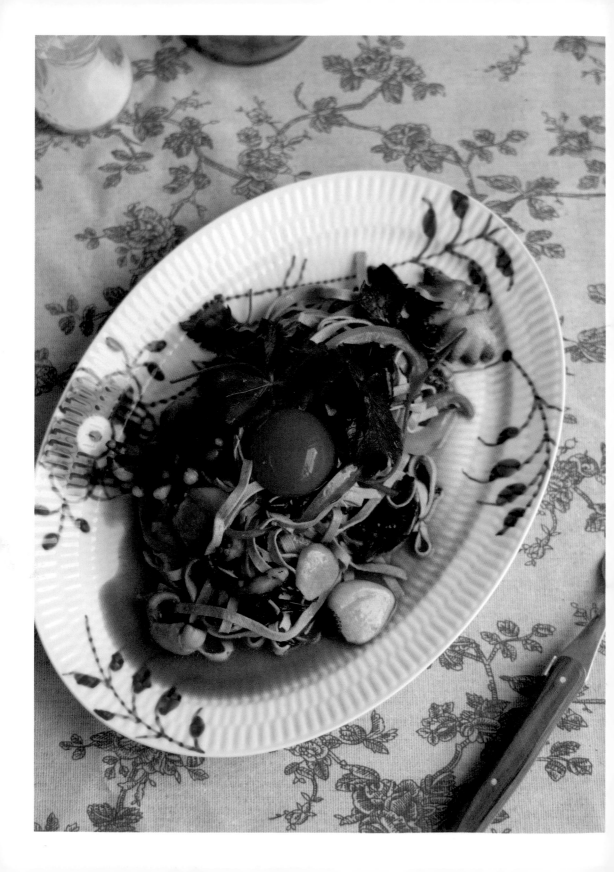

小章魚醬炒
義大利麵

熱量	脂肪	蛋白質	碳水化合物	膳食纖維
767 kcal	60.9g	39.7g	19.8g	4.7g

吃不胖的
晚餐

疲憊的一天，使用口味清淡的豆絲麵來做一道義大利麵料理吧！以小章魚和
茴芹為食材，以醬油調出韓式風味，再加上義大利辣椒增添香辣口感！

材料

小章魚 2 隻・豆絲麵 1
包・茴芹 30g・鴻喜菇
30g・蛋黃 1 顆・洋蔥 1/6
顆・蒜頭 3 粒・義大利辣
椒 2-3 根・橄欖油 3 大
匙・醬油 2 大匙・阿洛酮
糖 1/2 茶匙・蒸餾式燒酒
1 大匙・鹽巴、胡椒粉少
許

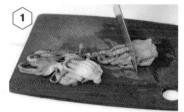

1 去除小章魚的內臟，清洗乾淨之
後切成方便食用的大小。

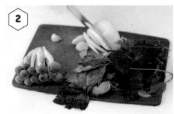

2 將茴芹清洗乾淨。洋蔥洗淨去皮
切絲。蒜頭切片。鴻喜菇切成方
便食用的大小。

3 將豆絲麵泡水清洗後、瀝乾後，
放入水中汆燙，撈起備用。

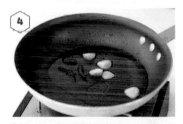

4 將橄欖油均勻倒入加熱的鍋裡，
再將義大利辣椒及蒜頭放進鍋裡
拌炒。

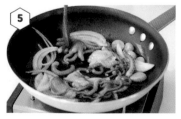

5 等辣椒炒出香氣時，再將切好的
洋蔥和小章魚放進碗裡拌炒。

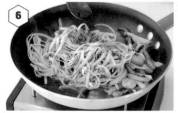

6 當小章魚半熟時，放入豆絲麵，
然後將醬油、阿洛酮糖、燒酒等
加入鍋裡拌炒。最後用鹽巴和胡
椒粉提味。

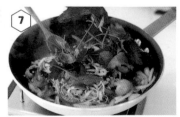

7 等小章魚全熟時、加入茴芹，然
後關火攪拌均勻。等茴芹軟化即
可裝盤。搭配蛋黃食用。

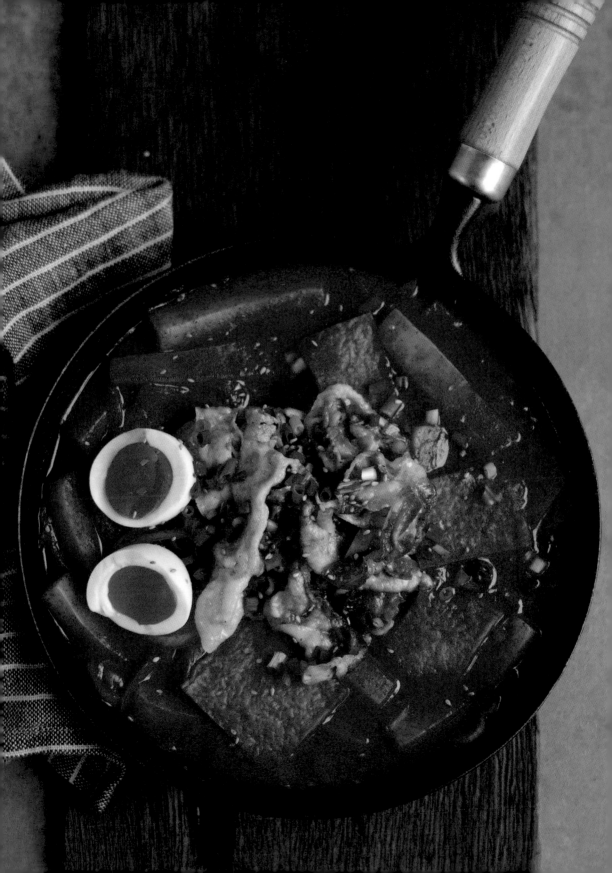

五花肉辣炒蒟蒻年糕

熱量	脂肪	蛋白質	碳水化合物	膳食纖維
664 kcal	46.9g	35g	52.1g	23.3g

「辣炒年糕」是韓國的代表小吃！不過，每當想到年糕的碳水化合物和加進醬料的砂糖量，就很難盡情大吃。所以，用「蒟蒻」取代「年糕」來料理，醬料則使用碳水化合物量少的低糖辣椒醬。再配上烤得香噴噴的五花肉片，享受一頓美味的減肥大餐！

材料
蒟蒻 1/2 塊（大約130g）・魚板 5 片・洋蔥1/4 顆・蔥 1 支・五花肉片 150g・鹽巴、胡椒粉適量・水煮蛋 1 顆・芝麻少許

醬汁
鰻魚昆布高湯 2 杯・辣椒粉、濃醬油、赤藻糖醇各1 大匙・低糖辣椒醬 3 大匙・阿洛酮糖 1½ 大匙

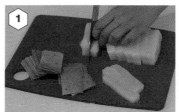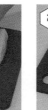

將蒟蒻切成像年糕條。魚板切成一口大小，汆燙後，沖涼。

將洋蔥切絲，蔥切末。

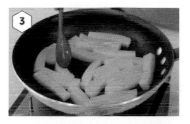

待油鍋燒熱，加入蒟蒻，以大火炒 1 分鐘左右即可。將蒟蒻另外盛裝起來。（將鍋子充分加熱後再炒蒟蒻，可以去除蒟蒻的天然腥氣。）

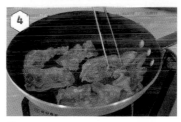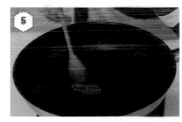

將五花肉片撒上鹽巴、胡椒粉後放鍋中油煎至酥黃即可起鍋。

將高湯、醬汁食材全都倒入鍋裡煮滾。

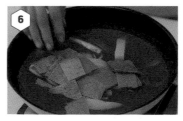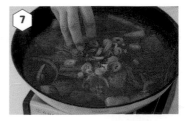

再放入洋蔥絲、蒟蒻和魚板入鍋煮滾。

當醬汁煮滾時，再持續煮 5 分鐘。再入蔥末、五花肉和水煮蛋，最後撒上芝麻即可。

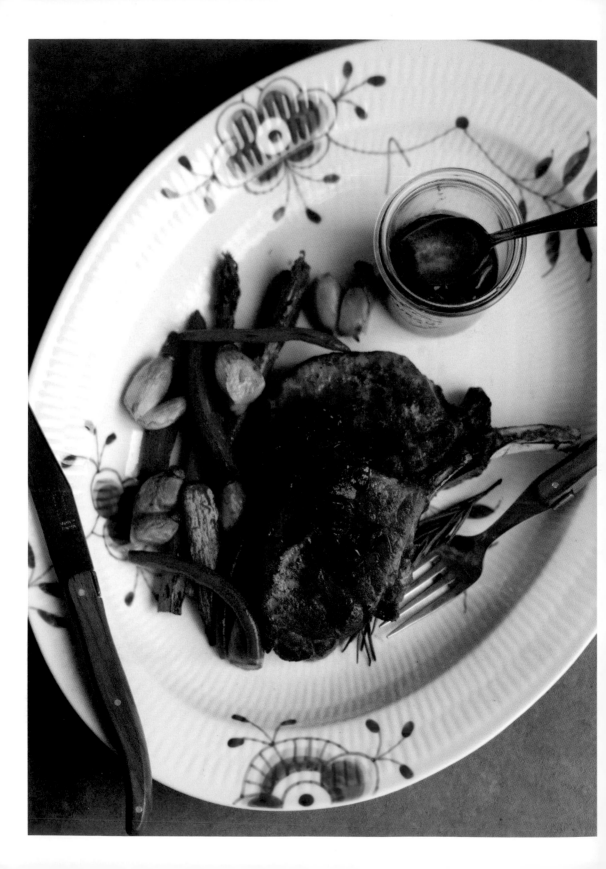

香煎戰斧豬排

熱量	脂肪	蛋白質	碳水化合物	膳食纖維
1283 kcal	46.9g	3g	22.5g	4g

今天是減醣大塊吃肉的日子！用帶骨的戰斧豬排，搭配多種時蔬和酸甜的番茄醬汁，在家也能做出高級餐廳的排餐料理！

材料

帶骨里肌豬肉 2 塊（大約 350g）·蘆筍 3 根·小胡蘿蔔 4-5 根·小杏鮑菇 40g·豆角 4 個·無鹽奶油 20g·橄欖油 2 大匙·鹽巴、胡椒粉少許·迷迭香 1 根

醬汁

牛番茄末 1/4 顆·洋蔥末 4 大匙·醬油 2 大匙·橄欖油 2 大匙·蒸餾式燒酒 1 大匙·是拉差香甜辣椒醬 1/2 大匙·阿洛酮糖 1/2 大匙·胡椒粉少許·義大利辣椒 2 根

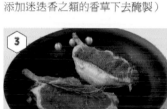

將鹽巴、胡椒粉和橄欖油灑在帶骨里肌豬肉上。（可以在此步驟添加迷迭香之類的香草下去醃製）

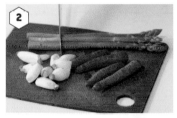

切除蘆筍的根部、削掉蘆筍較硬的外皮，切成 3～4 等分。較大的杏鮑菇和小胡蘿蔔可再對切。

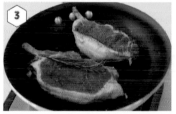

將奶油放進加熱的鍋裡融化後，再放入帶骨里肌豬肉，油煎至兩面酥黃。

煎至酥黃後，再將豬肉放進鋪了烤盤紙的烤盤裡，用氣炸鍋以 200℃ 烤 15 分鐘左右。

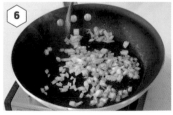

靜置 10 分鐘後，再將蔬菜放進鍋裡、灑上橄欖油後再次用 180℃ 烤 5～7 分鐘。用筷子戳一下里肌肉，確認熟度。（若不夠熟，可在烤 5 分鐘）

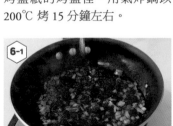

鍋子加熱後倒入橄欖油，將洋蔥末放入拌炒，等洋蔥炒至透明色時，將番茄和義大利辣椒放進鍋裡拌炒，將剩餘的醬汁食材都放進鍋裡煮滾，醬汁煮好後，最後搭配帶骨里肌豬排和蔬菜食用。

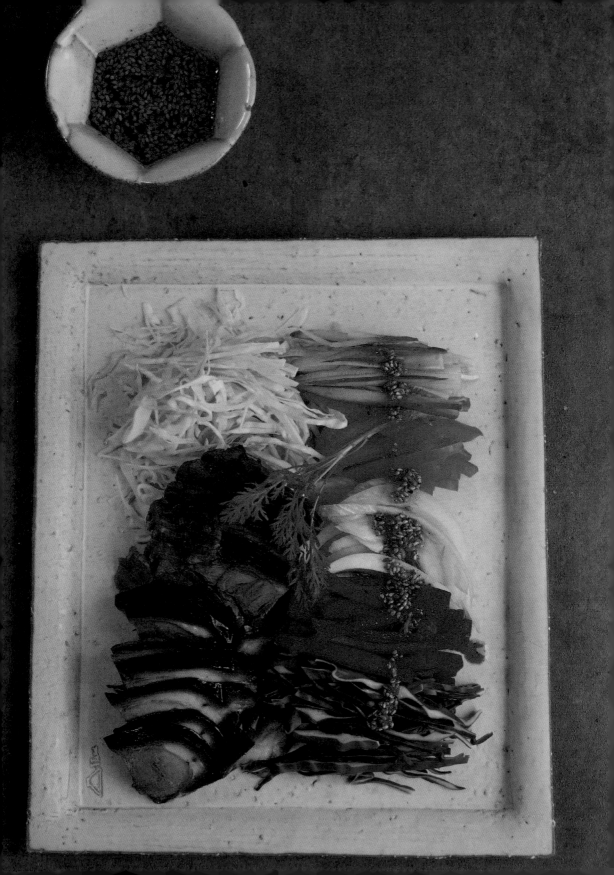

五彩時蔬
豬腳拼盤

	熱量	脂肪	蛋白質	碳水化合物	膳食纖維
	804 kcal	32.3g	94g	28.9g	4.6g

吃不胖的
晚餐

雖然市售的豬腳都有加糖滷製，但是這道食譜我搭配多種蔬菜，

搭配口味嗆辣的芥末醬汁製作成豬冷盤腳更是美味加分，

不甜不膩讓喜歡吃豬腳的人，能大口享用。

材料

市售無骨豬腳肉 300g・高麗菜葉 2 片・紫甘藍菜葉 2 片・小黃瓜 1/4 根・紅甜椒 1/4 顆・黃甜椒 1/4 顆・洋蔥 1/6 顆

醬料

醬油 3 大匙・白醋 2 大匙・芥末 2 茶匙・阿洛酮糖 1/2 大匙・蒜末 1 茶匙・芝麻 1 茶匙

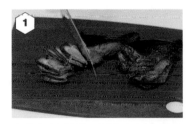

市售無骨豬腳，切成方便食用的大小。

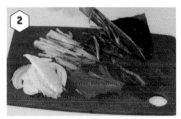

將高麗菜、紫甘藍菜、甜椒和去皮洋蔥洗淨瀝水，全都切絲。

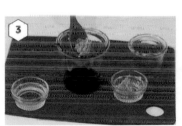

把醬料食材全都放進碗裡，攪拌均勻後備用。

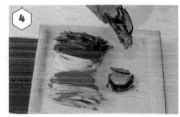

將豬腳、切好的蔬菜整齊地排列在盤子上，最後灑上步驟③的醬汁可搭配茴香（分量外）一起食用。

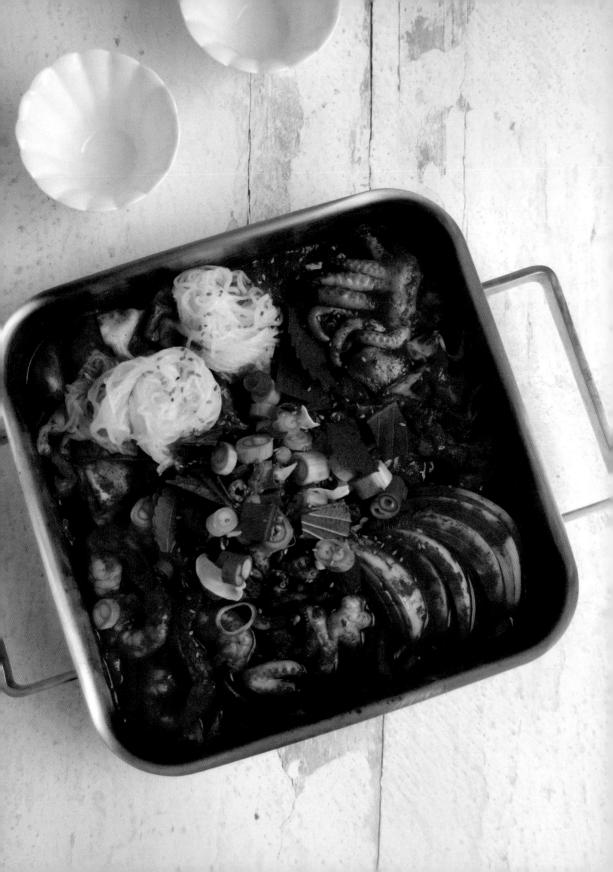

韓式海陸總匯鍋

熱量	脂肪	蛋白質	碳水化合物	膳食纖維
895 kcal	58.1g	59.2g	47.1g	13.2g

吃不胖的
晚餐

將章魚、五花肉和鮮蝦放在鍋裡燉煮，製作成「韓式海陸總匯」鍋物。在韓國是一道非常受歡迎的人氣料理。使用低糖辣椒醬調出清爽的香辣湯頭，無需擔心攝取到過多的碳水化合物。另外添加高麗菜煮出蔬菜自然的甜味，是健康美味的大餐！

材料（2～3 人份）

小章魚 2 隻・五花肉 200g・蝦子 8 隻・高麗菜 1/6 顆・洋蔥 1/4 顆・蔥 2 根・芝麻葉 10 片・蒟蒻麵 1 包・鹽巴適量・芝麻適量

醃肉醬料

鯷魚昆布高湯 1/2 杯・低糖辣椒醬 2 大匙・醬油 2 大匙・魚醬油 2 大匙・辣椒粉 3 大匙・蒸餾式燒酒 3 大匙・蒜泥 1 大匙・阿洛酮糖 1 大匙・薑末 1/2 茶匙・胡椒粉少許

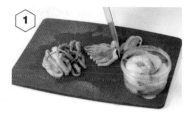

1 去除小章魚內臟、清洗乾淨後，再切成方便食用的大小。將鮮蝦去腸泥清洗乾淨。五花肉的部分則使用「五花肉片」。

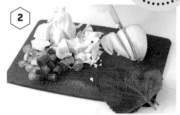

2 將洋蔥去皮切成有厚度的絲狀。高麗菜洗淨切成一口大小。蔥洗淨切末。芝麻葉也清洗後切成方便食用的大小。

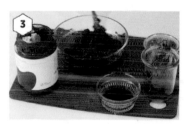

3 將醃肉醬料全都放進碗裡攪拌均勻，備用。

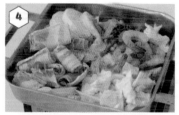

4 將切好的高麗菜和洋蔥鋪在鍋底，然後放上處理完畢的章魚、五花肉和蝦子。

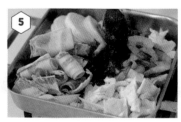

5 將製作好的醬料倒進鍋裡食材中央，蓋上鍋蓋後，以中小火燉煮滾。

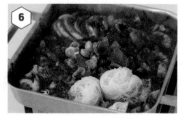

6 煮到蔬菜軟化、小章魚和五花肉全熟時，再將蒟蒻麵和蔥放進鍋裡充分攪拌。再煮一小段時間。味道若不夠，再添加鹽巴提味即可食用。

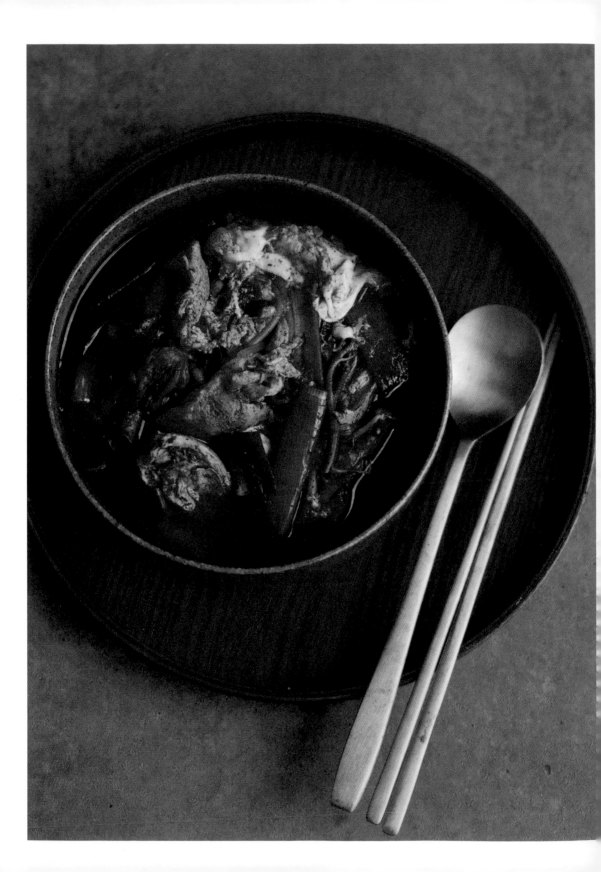

香辣燉雞

熱量	脂肪	蛋白質	碳水化合物	膳食纖維
903 kcal	53.8g	79.8g	32.8g	13.2g

吃不胖的
晚餐

有些人以為燉雞料理很麻煩，其實不然！這道料理我用雞腿肉熬出高湯，並加入一些蔬菜和祕製調味料，煮成濃醇香辣的美味雞湯，值得你一試。

材料（2人份）

帶骨雞腿 5 隻（水 1L·蔥 1 根·蒜頭 3 粒·黑胡椒粒 3～4 顆·蒸餾式燒酒 3 大匙）蔥 4 根·豆芽 120g·燙過的蕨菜 100g·秀珍菇 100g·雞蛋 2 顆

醬料

辣椒粉 4 大匙·紫蘇籽油 2 大匙·魚醬油 2 大匙·蒜末 1 茶匙·鹽巴、胡椒粉少許

將雞腿洗淨，先汆燙過水一次。接著將汆燙過的雞腿、水（1L）、蔥、蒜頭、黑胡椒粒、蒸餾式燒酒放進鍋裡煮。煮 20 分鐘左右，直到雞腿全熟。

等步驟①的雞肉熟透，將雞肉撈起。將雞腿肉撕成方便食用的大小。煮好的雞高湯用濾網過濾後，另外盛裝起來。

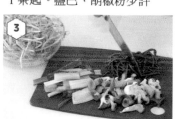
食材洗淨。將蔥切半約 4cm 長。秀珍菇撕成小塊。將豆芽洗淨、瀝乾。蕨菜汆燙過後，切成方便食用的大小。將雞蛋打好。

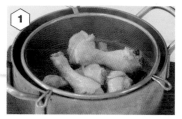
將紫蘇籽油均勻倒入鍋裡。撒上辣椒粉並轉成中小火一邊攪拌一邊炒，以免炒焦。

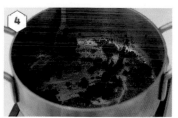
繼續放入秀珍菇和蕨菜一起拌炒。

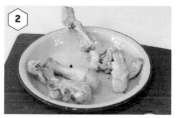
將豆芽、濾過的雞高湯放進鍋裡，以大火煮滾。

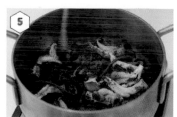
高湯煮滾後，放入剛炒好的雞肉和蔥，中火煮 15 分鐘至熟。

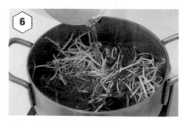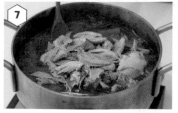
將魚醬油倒入鍋裡。最後將蛋液加入鍋裡即完成。

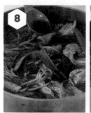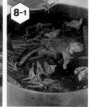

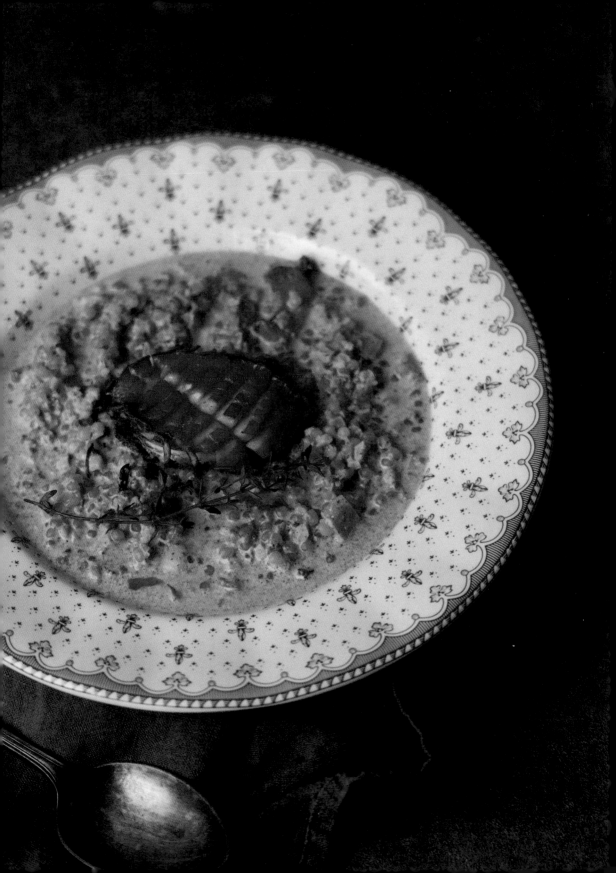

鮑魚義式燉飯

熱量	脂肪	蛋白質	碳水化合物	膳食纖維
1099 kcal	88.7g	34.3g	29.6g	3.3g

吃不胖的 **晚餐**

此食譜使用花椰菜飯和蒟蒻米來替代米飯，可以增添食物的口感。此外，利用鮑魚和鮮奶油，調出料理的濃郁香味。鮑魚的分量可按照個人喜好添加。

材料

鮑魚 3 隻・花椰菜飯 100g・蒟蒻米 100g・蒜頭 2 粒・洋蔥末 4 大匙・帕馬森起可粉 4 大匙・無鹽奶油 15g・白酒 1/4 杯・昆布高湯 1/4 杯・鮮奶油 1 杯

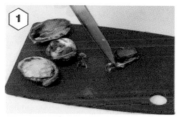

用刷子將鮑魚洗刷乾淨，再將鮑魚和殼分離。將鮑魚嘴巴拔起。去除內臟後另外盛裝。將鮑魚肉切成方便食用的大小。

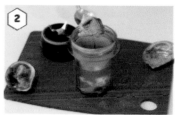

將鮑魚內臟和昆布高湯放進食物攪拌機拌勻。

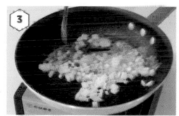

將奶油放進加熱的鍋裡融化後，將蒜頭和洋蔥末放進鍋裡拌炒。等洋蔥呈現透明狀時，再加入步驟②磨碎的內臟高湯和白酒。

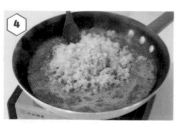

將花椰菜飯、蒟蒻米、鮑魚肉放進鍋裡，小火拌炒。

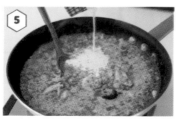

直到鮑魚煮熟，再將鮮奶油倒入鍋裡煮。

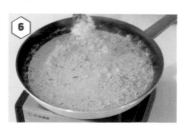

撒上起司粉、鹽巴和胡椒提味。煮到呈現濃稠狀，可搭配百里香（分量外）一起食用。

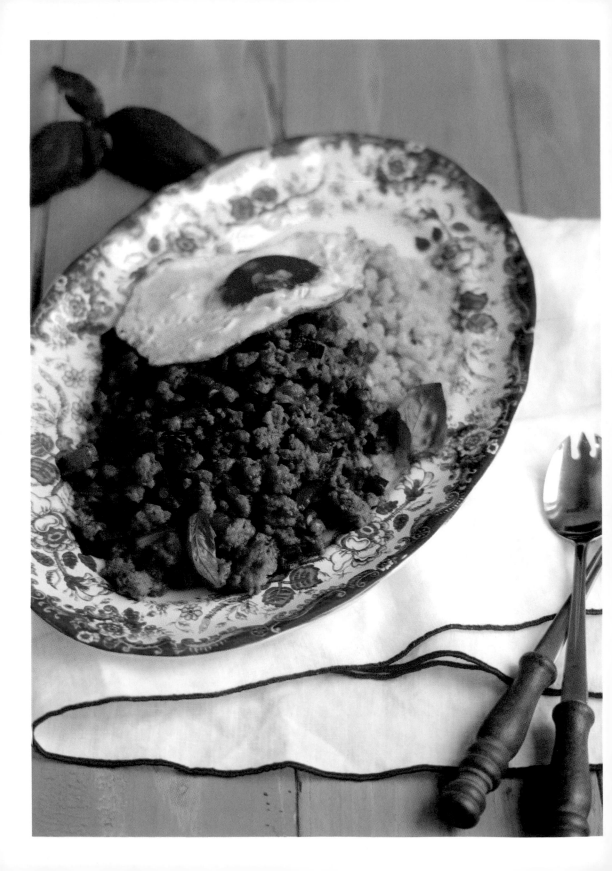

泰式打拋豬肉飯

熱量	脂肪	蛋白質	碳水化合物	膳食纖維
734 kcal	60.5g	35.5g	18.1g	3.4g

在泰國會使用「泰國神羅勒」來料理，但在其他國家較難購買到，因此，此食譜改用一般的羅勒葉來製作。此外，為了減少碳水化合物的攝取量，也使用了花椰菜米來取代一般米飯。添加滿滿的豬肉，可以吃得超級飽！

材料

花椰菜米 100g・橄欖油 1 大匙・豬絞肉 150g・洋蔥 1/6 顆・綠辣椒 1/2 根・紅辣椒 1/2 根・羅勒葉 10 片左右・雞蛋 1 顆・蒜末 1 茶匙・薑末少許・椰子油適量

醬料

魚醬油 1 大匙・蒸餾式燒酒 1 大匙・韓式濃醬油 1 茶匙・蠔油 1 茶匙・阿洛酮糖 1/2 大匙・胡椒粉少許

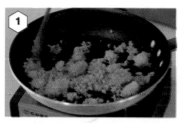

1 將橄欖油均勻倒入鍋裡加熱，再將花椰菜米加入鍋裡拌炒至熟後裝盤。

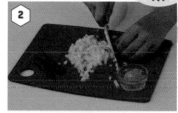

2 將去皮洋蔥和辣椒切末。醬汁食材全都加進碗裡攪拌均勻。

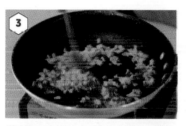

3 將椰子油倒入加熱的鍋裡，放入洋蔥末拌炒。等洋蔥呈現透明狀時，再放入辣椒一起輕輕拌炒。

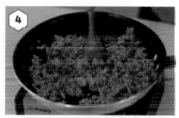

4 加入豬絞肉，一邊持續攪拌，以免豬絞肉結成一團。

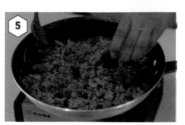

5 豬絞肉半熟時，再倒入醬汁。一邊翻炒以免炒焦。

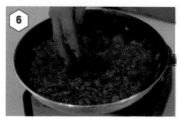

6 等豬絞肉全熟、吸收完醬汁時，再將羅勒加進鍋裡輕輕拌炒。將花椰菜米和豬肉一起裝盤，可搭配荷包蛋食用。

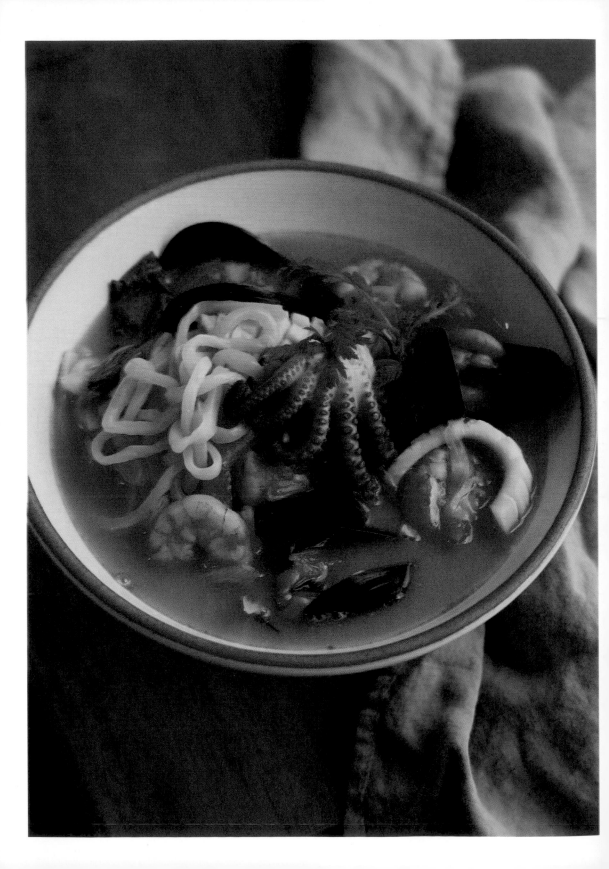

白炒碼麵

熱量	脂肪	蛋白質	碳水化合物	膳食纖維
382 kcal	16.7g	36.1g	21.5g	1.1g

吃不胖的 **晚餐**

除了香辣的湯麵之外，總有些日子我們會想吃碗濃郁的白湯麵，對吧？
用牛骨湯加上各種海鮮，製作一碗香濃的白炒碼麵吧！
使用蒟蒻烏龍麵取代一般的麵條，吃起來輕鬆無負擔！

材料

蒟蒻烏龍麵 1 包‧牛骨湯
500g‧魷魚 1/2 隻‧長腕小
章魚 1 隻‧鮮蝦 4 隻‧淡菜
5～6 顆‧青江菜 2 把‧大
白菜葉 2 片‧洋蔥 1/6 顆‧
蒜頭 2 粒‧蔥 1 支‧豬油少
許‧蒸餾式燒酒 2 大匙‧義
大利辣椒 2 根（或者乾辣椒
1 根）‧蠔油 1/2 大匙‧鹽
巴、胡椒粉少許

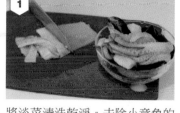

將淡菜清洗乾淨。去除小章魚的
內臟後，用麵粉搓洗小章魚。鮮
蝦洗淨去殼和腸泥。魷魚去皮
後，再切成方便食用的大小。

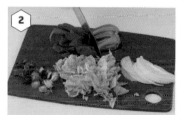

食材洗淨。洋蔥切絲，蔥切末。
蒜頭切片。青江菜洗淨切成 2～
3 等分。大白菜葉切成 2～3 公
分的長度。

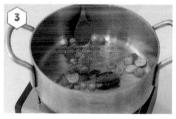

將豬油倒入鍋裡，再放入蔥末、
蒜片和義大利辣椒進去拌炒。

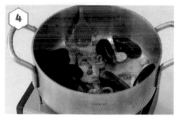

當鍋子散發蔥的香氣，依序將海鮮、蒸餾式燒酒倒入鍋裡，以大
火拌炒。等海鮮半熟時，再將洋蔥和大白菜放入鍋裡炒至軟化
時，加入蠔油拌炒。

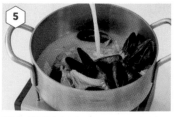

將牛骨湯倒入鍋裡，再將海鮮全
都煮熟。

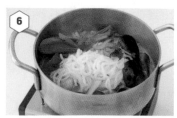

放入蒟蒻麵和青江菜煮熟。最後
加入調味料即可盛盤。

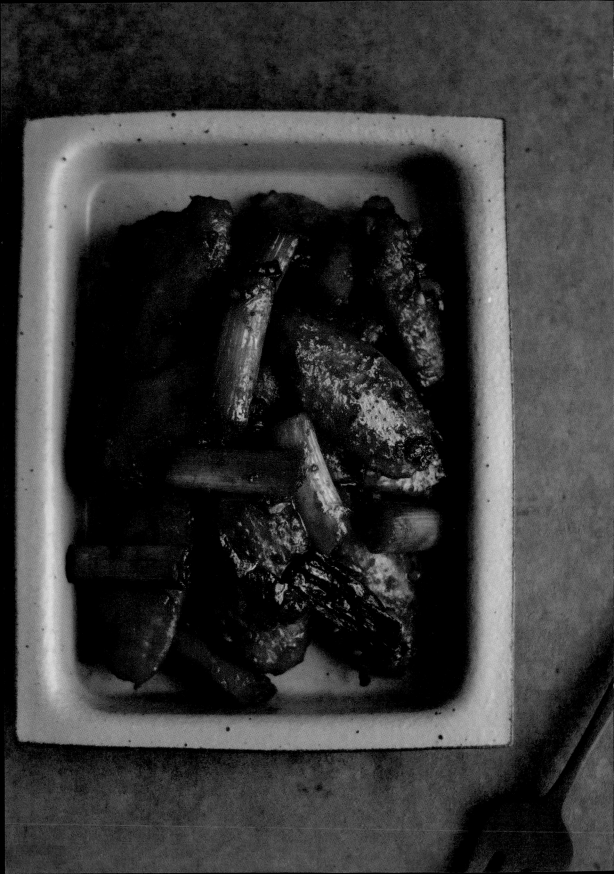

蔥燒雞翅

熱量	脂肪	蛋白質	碳水化合物	膳食纖維
1343 kcal	95.6g	96.6g	26.1g	5g

吃不胖的
晚餐

甜鹹的醬汁與雞翅的完美結合，任何人都抗拒不了的美味！
將雞翅簡單調味後、放入氣炸鍋烤，再加醬烹調。炒過的蔥和雞翅也
是絕配！

材料

雞翅 15 隻・蔥 3 根・
蒜頭 2 粒・辣椒乾 2～3
條・杏仁粉 1/4 杯・豬油
1 大匙・杏仁碎 1 大匙・
鹽巴、胡椒粉少許

炒肉醬汁

醬油 2½ 大匙・蒸餾式燒
酒 1 大匙・阿洛酮糖 2 茶
匙・白醋 1 茶匙

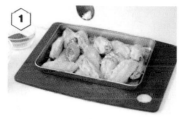

將雞翅清洗乾淨、將水瀝乾後，
撒上鹽巴和胡椒粉抓醃，靜置
30 分鐘以上。

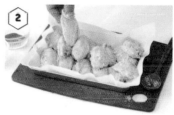

將調味好的雞翅裹上杏仁粉。過
程中不斷搓揉以避免杏仁粉從雞
翅上散掉。

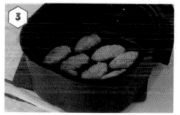

將雞翅放進氣炸鍋裡，以 180℃
烤 15 分鐘。

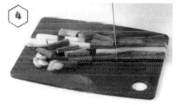

將蔥洗淨後切成 3cm 長、方便
食用的一口大小。蒜頭切片。

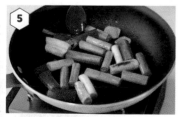

將豬油倒入鍋裡。先將切片蒜頭
放入鍋裡炒，再放蔥段入鍋炒。

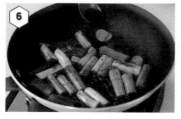

將蔥段炒至表面變酥黃，再將製
作好的炒肉醬汁和辣椒放入鍋裡
炒。

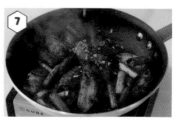

等醬收汁到一半左右，放入雞
翅，炒到湯汁幾乎收乾為止。最
後再撒上杏仁碎、輕輕拌炒即可
完成。

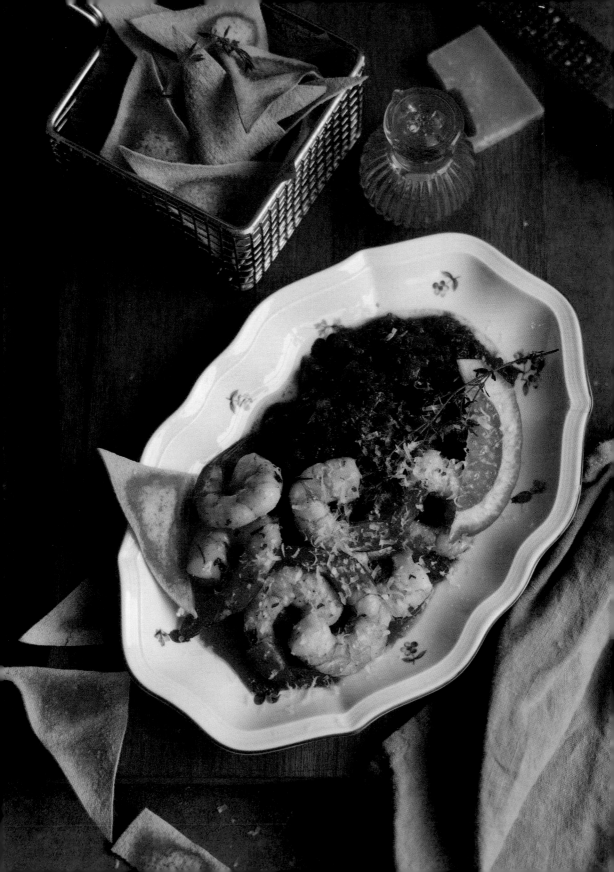

辣味豆皮鮮蝦

熱量	脂肪	蛋白質	碳水化合物	膳食纖維
960 kcal	75.7g	52.6g	19.8g	4.5g

有天我嘴饞想吃墨西哥玉米片時，心想：「有沒有更健康的吃法呢？」
這道料理油然而生。使用豆包代替墨西哥玉米片油炸，味道清淡且美味。
再搭配製作方法很簡單的辣豆醬，是在週末也能輕鬆享用的美味！

材料

豆包 15 片左右・鮮蝦 10
隻・無鹽奶油 1 大匙・鹽
巴、胡椒粉少許・格拉
娜・帕達諾起司・香芹粉
少許・橄欖油適量

辣豆醬

牛絞肉 100g・洋蔥 1/4
顆・蒜頭末、孜然粉、奧
勒岡葉各 1 茶匙・番茄糊
2 茶匙・番茄泥 1½ 杯・
雞高湯（或者）水 1/2
杯・卡宴辣椒粉 1～2 茶
匙・赤藻糖醇 1/2 大匙・
鹽巴、胡椒粉少許・橄欖
油 2 大匙

將豆包的水分擦乾，切成三角形
形狀。將鍋子均勻倒滿油，將豆
包放入鍋油炸至金黃酥脆，撈起
備用。

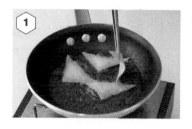

另起油鍋，再將洋蔥末和蒜末放進鍋裡拌炒。等洋蔥炒至透明狀
時，再將牛絞肉放進去拌炒。此時也加入胡椒粉。

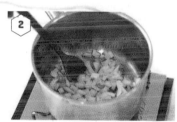

等牛肉煮熟後，倒入番茄糊以
小火煮 2 分鐘，一邊攪拌以防
燒焦。將番茄泥、雞湯、奧勒
岡葉也加進鍋裡，蓋上鍋蓋再
煮 20 分鐘。

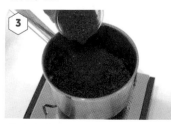

將鮮蝦去殼去腸泥，洗淨、瀝
乾。另起平底鍋放入奶油，用
小火煎。等蝦子煎熟後，再加
入少許的鹽巴、胡椒粉和香芹
粉，盛盤。

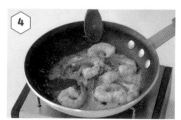

將孜然粉、卡宴辣椒粉和赤藻
糖醇加進煮辣豆醬的鍋裡。（卡
宴辣椒很辣，請按照個人口味調
整）再添加鹽巴提味，以小火煮
5 分鐘左右盛入盤中，可搭配豆
包一起食用。

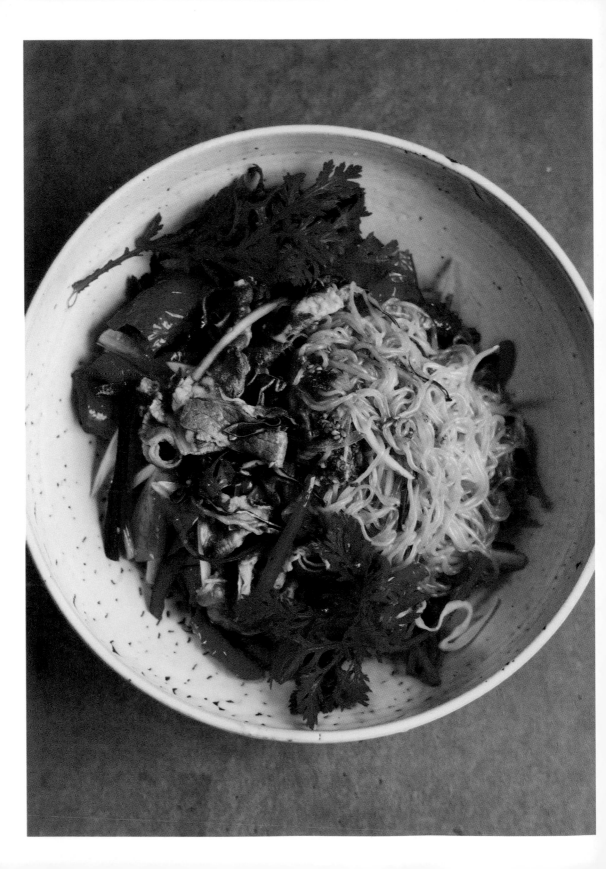

清爽涼拌雜菜

熱量	脂肪	蛋白質	碳水化合物	膳食纖維
532 kcal	33.5g	36.9 g	32.7g	12.2g

吃不胖的
晚餐

韓式雜菜通常都製作成熱食，此食譜則嘗試了不同的涼拌雜菜。使用油脂較少的牛肉、多款新鮮蔬菜，配上醬油和味道刺激的芥末，打造出較清爽的涼拌雜菜！麵條則使用不會膨脹的蒟蒻麵，碳水化合物含量少，吃起來無負擔，強力推薦！

材料

牛肉（火鍋片）150g・茼蒿 50g・洋蔥 1/6 顆・小黃瓜 1/4 根・紅黃甜椒各 1/6 顆・紫甘藍菜葉 2 片・蒟蒻麵 1 包・蘿蔓萵苣 1 顆・芝麻少許・蒸餾式燒酒 2 大匙

醬汁

醬油、紫蘇籽油各 2 大匙・魚醬油、赤藻糖醇各 1 大匙・白醋 1½ 大匙・芥末醬 2 茶匙・蒜頭末、阿洛酮糖各 1 茶匙・胡椒粉少許

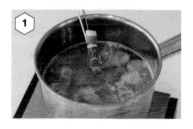

鍋子加水煮滾後，倒入 2 大匙的燒酒，再放入牛肉火鍋片，等牛肉煮熟即可撈起來冷卻。

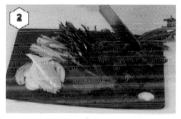

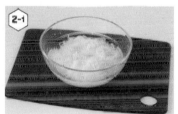

將食材洗淨。洋蔥、甜椒、小黃瓜、紫甘藍切絲，茼蒿也切成方便食用的大小。蘿蔓萵苣將水瀝乾後切成 4～5 等分。蒟蒻麵也清洗乾淨汆燙、放涼備用。

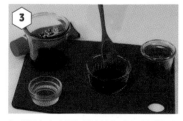

把醬汁食材全都放進碗裡攪拌均勻，備用。

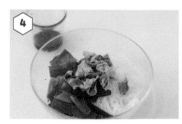

準備好的食材和醬汁全都放進碗裡充分攪拌，最後再撒上芝麻即可完成。

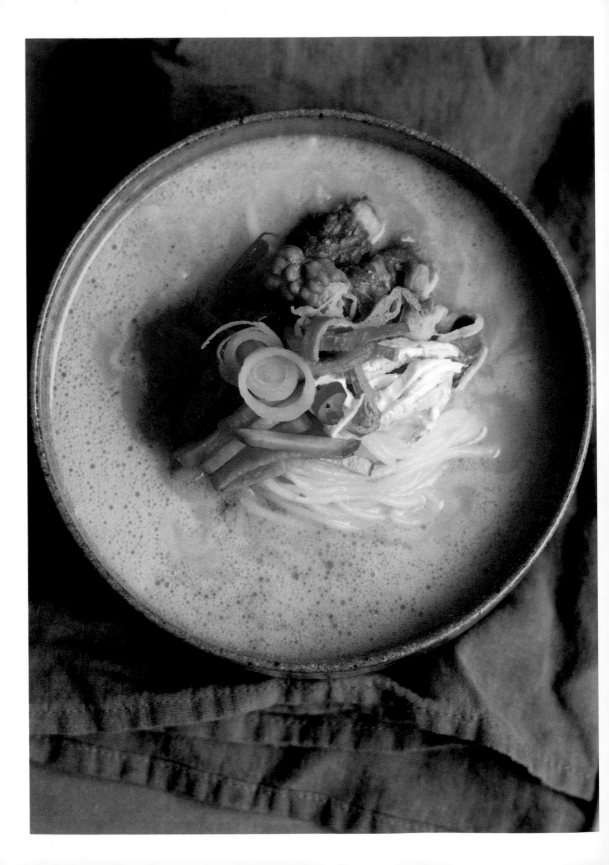

牛骨韓式刀削麵

熱量	脂肪	蛋白質	碳水化合物	膳食纖維
489 kcal	35.5g	27.5 g	15.6g	1.1g

吃不胖的 **晚餐**

在寒冷的日子裡，想來碗熱湯麵嗎？如果擔心麵條含有碳水化合物，就使用蒟蒻麵來烹調吧！使用蒟蒻麵可以大量減少碳水化合物的含量，再加上牛骨湯提升風味。只吃一碗也超有飽足感、心情愉悅！

材料

蒟蒻麵 1 包‧牛骨湯 500g‧牛腩 50g‧櫛瓜、胡蘿蔔各 30g‧蔥 1/4 根‧雞蛋 1 顆‧橄欖油少許‧湯醬油 1 大匙‧鹽巴、胡椒粉少許

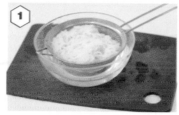

1 將蒟蒻麵清洗乾淨、用濾網將水瀝乾。

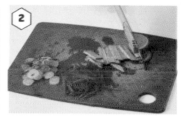

2 將櫛瓜、去皮胡蘿蔔洗淨切絲。蔥洗淨切末。

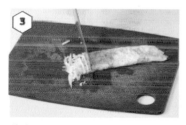

3

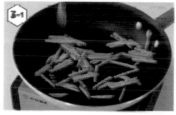

3-1

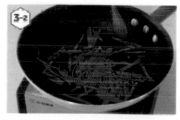

3-2

將雞蛋的蛋黃、蛋白區分開來，個別煎出黃白色的蛋皮後切絲。起油鍋，放入櫛瓜和胡蘿蔔稍微拌炒、加鹽巴提味即可起鍋裝盤。

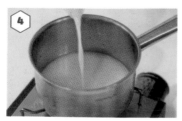

4 將牛骨湯倒進鍋裡煮。

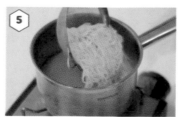

5 等牛骨湯開始煮滾時，將蒟蒻麵加入鍋裡煮滾。

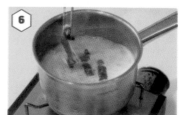

6 放入牛腩、湯醬油提味。若味道不夠，可再加入鹽巴、胡椒粉。將湯汁和麵條裝入碗裡，再放入其它食材即可。

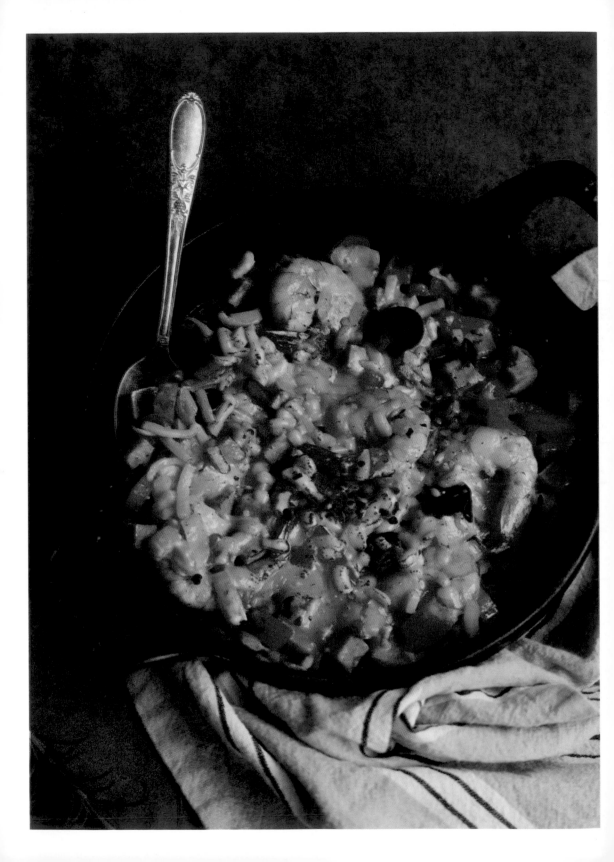

鮮蝦美乃滋起司

熱量	脂肪	蛋白質	碳水化合物	膳食纖維
652 kcal	51.3g	27.7 g	22.3g	3.8g

玉米美乃滋料理很美味、深受長輩和小孩的喜愛，但玉米本身富含碳水化合物，所以無法太常吃。因此，這個食譜將玉米的量減少，將甜椒切成玉米粒的大小來替代，吃起來感覺更加清脆。

材料

鮮蝦 6～7 隻・黃甜椒 1/4 顆・玉米粒 3 大匙・洋蔥末 2 大匙・午餐肉 60g・青椒、無鹽奶油各 20g・黑橄欖 5 顆・橄欖油美乃滋 2 大匙・莫札瑞拉起司 1/2 杯・鹽巴、胡椒粉、紅辣椒片少許

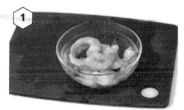

1 將鮮蝦清洗乾淨後，去殼和去腸泥，備用。

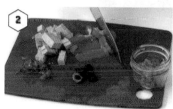

2 食材洗淨。將黃甜椒、洋蔥、青椒、午餐肉切丁。將橄欖切成圓形。

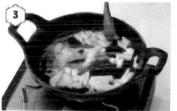

3 將奶油放入平底鍋，等奶油融化後，再放入切好的洋蔥拌炒。

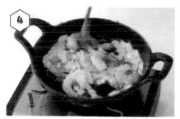

4 等洋蔥炒到呈現透明狀時，再將蝦子放進鍋裡拌炒。

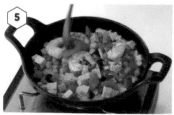

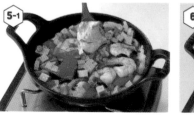

5 5-1 等蝦子呈現半熟狀態時，再將甜椒、玉米粒、午餐肉、青椒依序地放進鍋裡，再加入美乃滋拌炒，然後添加鹽巴、胡椒粉提味。

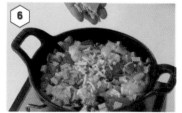

6 加入莫札瑞拉起司，蓋上鍋蓋、轉小火。等起司融化，再撒上紅辣椒片即可完成。

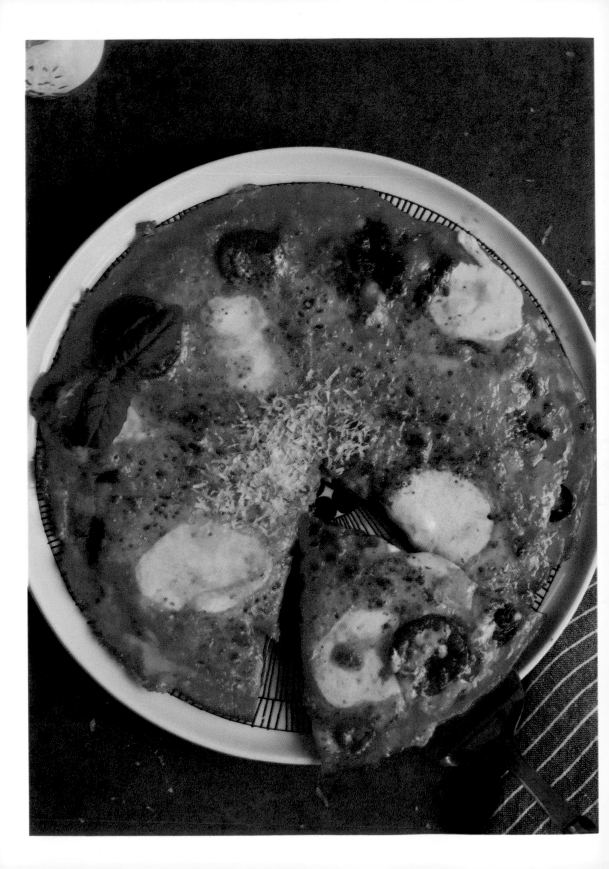

香腸烘蛋披薩

熱量	脂肪	蛋白質	碳水化合物	膳食纖維
958 kcal	80.3g	46.7 g	12.4g	2.4g

吃不胖的
晚餐

想吃披薩，但又覺得餅皮充滿碳水化合物。試著用雞蛋來製作烘蛋披薩吧！
將櫛瓜和雞蛋一起油煎製成披薩餅皮，再放上配料即可完成，作法十分簡單！
若想將味道升級，可再加入羅勒青醬，讓烘蛋披薩的香氣更加濃厚、美味。

材料

雞蛋、黑橄欖各 4 顆．
鮮奶油 1/4 杯．櫛瓜 1/6
根．香腸 1 根．培根 2
片．小番茄 5 顆．羅勒青
醬 3 湯匙．莫札瑞拉起司
1/2 杯．無鹽奶油 10g．鹽
巴、胡椒粉少許

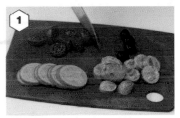

將櫛瓜洗淨切薄片。洗淨小番
茄、香腸、黑橄欖切薄片。

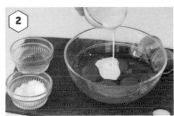

將雞蛋、鹽巴、胡椒粉、鮮奶油
放進碗裡攪拌均勻。

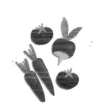

將奶油放入加熱的鍋裡融化後，再放上櫛瓜入鍋油煎。正面煎 1
分鐘即可翻面，再倒入步驟②的蛋汁、用小火將蛋煮熟。

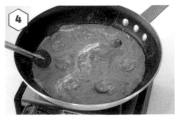

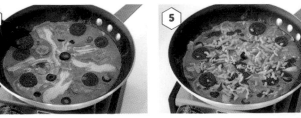

將香腸、小番茄、培根、黑橄欖等配料放在雞蛋餅皮上，挖幾匙
青醬放在配料旁邊。

將莫札瑞拉起司撒滿步驟④的
鍋中，再蓋上鍋蓋煮 5 分鐘左
右，即可起鍋、裝盤。

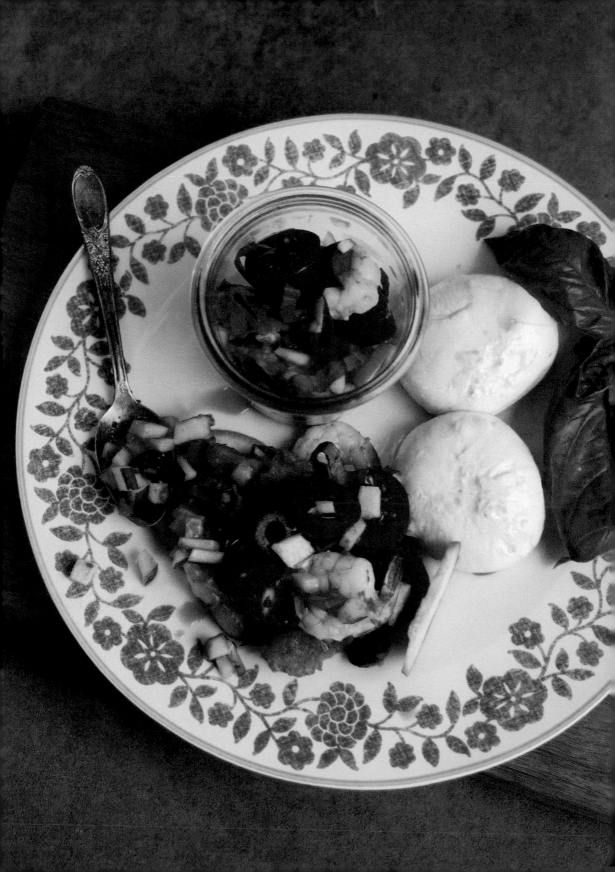

鮮蝦酪梨沙拉

熱量	脂肪	蛋白質	碳水化合物	膳食纖維
866 kcal	78.4g	22.3 g	31.9g	17.6g

吃不胖的晚餐

這道菜使用了「布拉塔起司」，其特性為柔軟的質地和口感，因此廣受歡迎。除了單吃布拉塔起司之外，也可以加入各種蔬菜、蝦子和酪梨等食材，或是簡單的醬料一起食用喔！

材料

酪梨 1/2 顆‧鮮蝦 5 隻‧櫻桃小番茄、黑橄欖各 5 個‧紫洋蔥 1/6 顆‧小黃瓜 1/5 根‧墨西哥辣椒 5 小塊‧布拉塔起司 2 片‧檸檬 3～4 小片‧橄欖油少許

醬料

白酒醋 2 大匙‧赤藻糖醇 1/2 大匙‧萊姆汁 1 大匙‧橄欖油 3 大匙‧搗碎的羅勒葉、鹽巴、胡椒粉少許

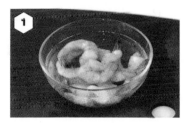

1. 蝦子去殼和腸泥後洗淨，放入滾水裡汆燙，等煮熟之後再撈起來放涼，將食材全部洗淨。

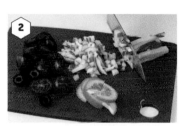

2. 將櫻桃小番茄、橄欖切成一半。將紫洋蔥、小黃瓜、墨西哥辣椒切成大塊。檸檬切成薄片。

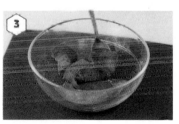

3. 選擇較熟的酪梨，將酪梨去皮及籽之後用湯匙挖出，備用。

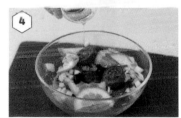

4. 將燙好的蝦子、清洗好的蔬菜和醬料裝進碗中，輕輕攪拌之後，再放進密封容器裡，放進冰箱裡冷藏約 30 分鐘。

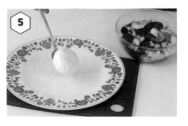

將布拉塔起司和醃鮮蝦裝進盤子裡，再灑上橄欖油即可完成。

5.

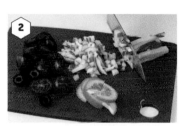

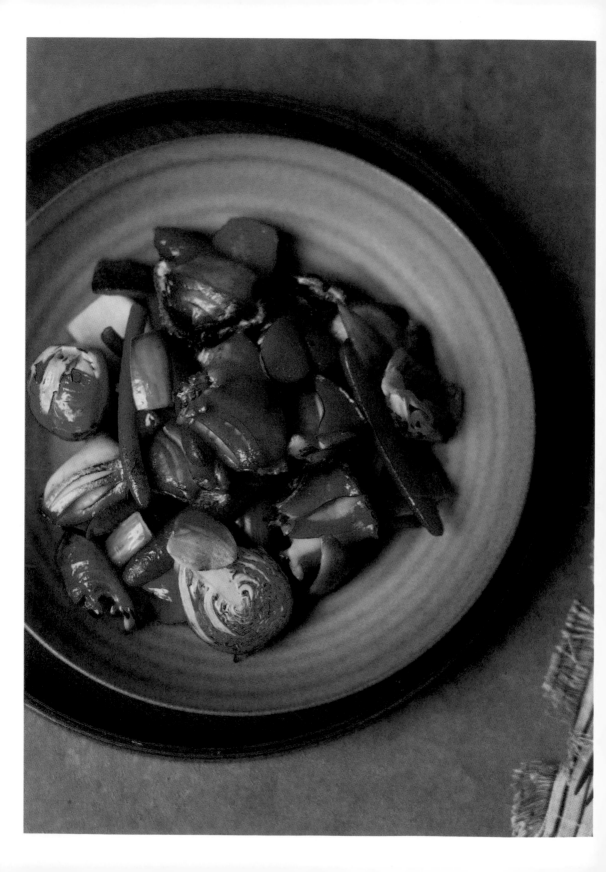

香煎奶油
鮑魚時蔬

熱量	脂肪	蛋白質	碳水化合物	膳食纖維
392 kcal	17.9g	30.4 g	33.8g	3.4g

吃不胖的
晚餐

用富含蛋白質的鮑魚來煮一頓精緻的晚餐吧！奶油跟鮑魚是絕配，添加滿滿的奶油和多款蔬菜，這道料理可以品嚐到鮑魚特有的嚼勁和香氣！

材料

鮑魚 4 顆・紅洋蔥 1/4 顆・球芽甘藍、小胡蘿蔔各 4 個・豆角 6 個・蒜頭 2 粒・無鹽奶油 20g

醃製醬料

醬油 2 大匙・蠔油 1 茶匙・阿洛酮糖 1/2 大匙・胡椒粉少許

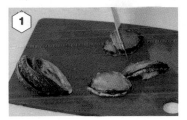

用刷子將鮑魚搓洗乾淨。去殼後，再將鮑魚的牙齒、內臟部位去除。將處理完的鮑魚厚切。

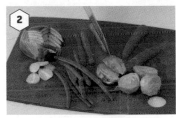

將食材洗淨。洋蔥切丁，蒜頭切片。將球芽甘藍和小胡蘿蔔對切。比較大條的豆角則另外對切。

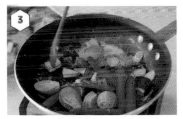

將奶油均勻塗抹在加熱的鍋裡，待奶油融化時，放入蒜頭拌炒，然後再放入其餘的蔬菜進去一併拌炒。用大火輕輕拌炒，注意奶油不要炒焦掉。

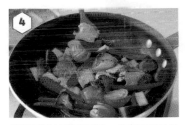

等洋蔥炒至透明狀，再將切好的鮑魚放進鍋裡拌炒。

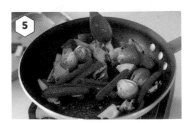

將醬汁食材全都倒入鍋裡。等食材充分吸收醬汁時再起鍋裝盤。只要將鮑魚炒熟即可，不需要炒太久。

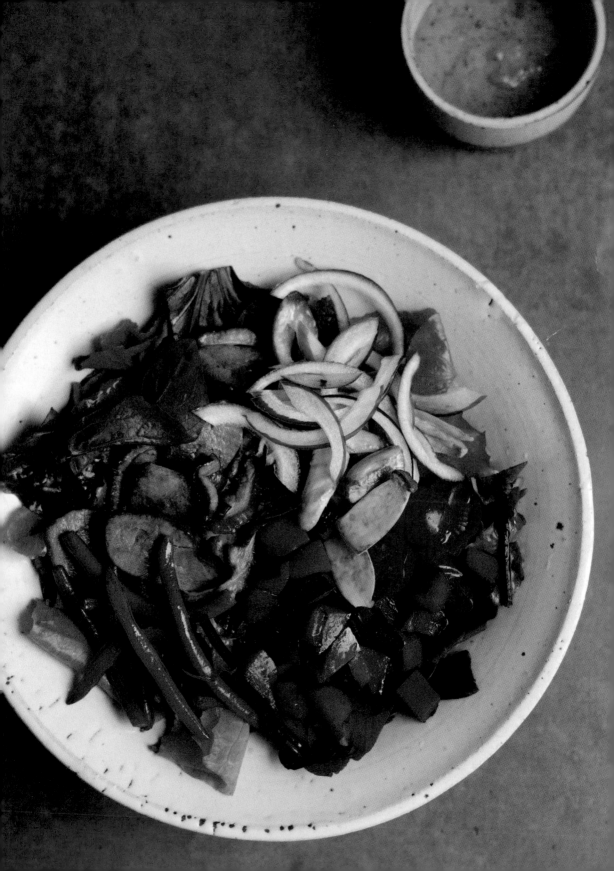

鴨肉南瓜沙拉

熱量	脂肪	蛋白質	碳水化合物	膳食纖維
895 kcal	75.2g	32.2 g	34g	6.2g

吃不胖的
晚餐

將原本吃起來有點油膩的煙燻鴨肉製作成清爽的輕食！
特別加入香甜的南瓜，解除您對甜味的渴望。
南瓜與鴨肉是完美組合、味道非常搭！

材料

寶貝生菜 70g・煙燻鴨
肉 150g・南瓜 1/8 顆・
紫洋蔥 1/6 顆・小杏鮑菇
8 個・小番茄、豆角各 5
顆・無鹽奶油 15g

甜芥末醬

橄欖油美乃滋 4 大匙・檸
檬汁、顆粒芥末醬各 1/2
大匙・阿洛酮糖 1 大匙・
法式芥末醬 1 茶匙・鹽
巴、胡椒粉少許

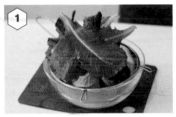

將寶貝生菜清洗乾淨、水瀝乾，
切成方便食用的大小。

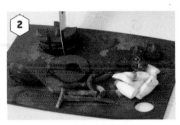

其他食材全部洗淨。南瓜洗淨帶
皮切丁，切成一口可食的大小。
紫洋蔥切絲、小番茄對切。尺寸
較大的小杏鮑菇和豆角可另外對
切。

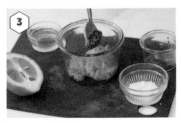

醬汁食材全都放進碗裡攪拌均
勻，備用。

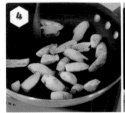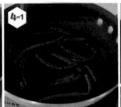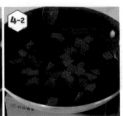

將奶油放進加熱的鍋子，待奶油融化後，將豆角、杏鮑菇分開拌
炒。用鹽巴和胡椒粉提味。南瓜也一樣，將南瓜放進有奶油的鍋
裡，用小火拌炒至完全熟透。

另取一鍋來炒煙燻鴨肉，炒至表
面呈現酥黃為止。將所有食材都
裝盤，搭配醬汁食用。

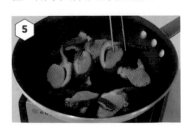

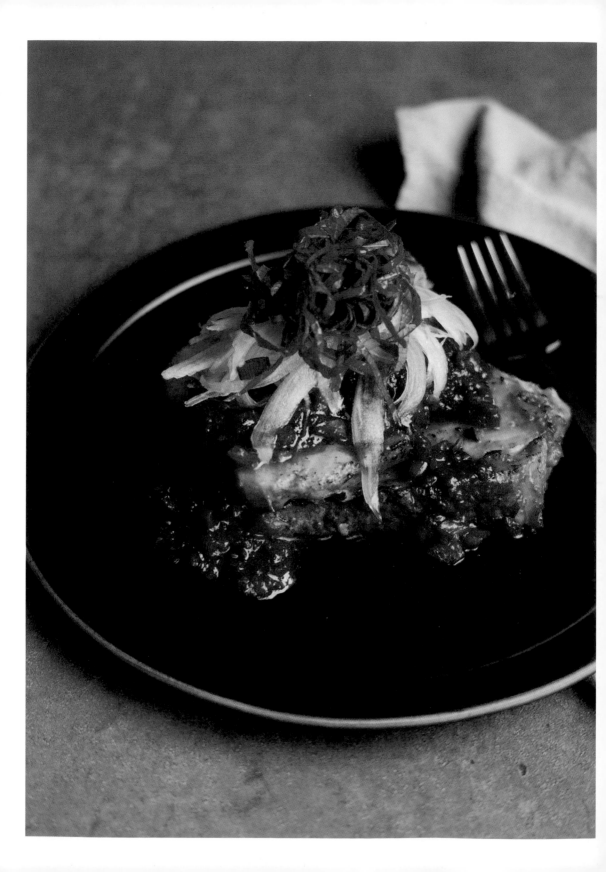

韓式
味噌鱸魚

熱量	脂肪	蛋白質	碳水化合物	膳食纖維
895 kcal	58.5g	71 g	23.5g	0.6g

吃不胖的
晚餐

鱸魚富含蛋白質和不飽和脂肪酸。味道清爽，經常被用來製作成魚排。用奶油將鱸魚煎得香酥美味，再搭配韓式味噌醬，享受一頓美好的晚餐吧！

材料

鱸魚 400g・洋蔥末、芝麻葉少許・薑汁 1 茶匙・無鹽奶油 20g・鹽巴、胡椒粉少許

韓式味噌醬汁

韓式味噌醬 2½ 大匙・洋蔥末、蔥末、水各 3 大匙・蒜末 1 茶匙・醬油、料酒各 1 大匙・阿洛酮糖 2 茶匙・蒸餾式燒酒 2 大匙・胡椒粉 1½ 茶匙

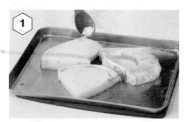

建議購買已經處理好的冷凍鱸魚排。料理前先退冰、清洗乾淨後，再以薑汁、鹽巴和胡椒粉去腥提味。

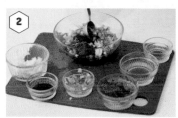

將韓式味噌醬汁的食材，全部放進碗裡攪拌均勻。

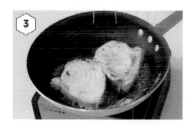

將奶油放進加熱後的鍋裡，待奶油融化後，再放上調味好的鱸魚入鍋油煎。先用大火將鱸魚表面煎熟，等鱸魚呈褐色時再轉小火，再煎 5 分鐘左右。（如果鱸魚內部一直無法煮熟，可以先蓋上鍋蓋、轉小火來烹調。）

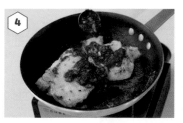

等鱸魚表面呈現酥黃色、鱸魚的肉接近全熟時，倒入調好的醬汁，以小火繼續煮一下。

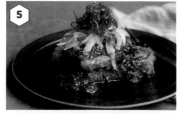

等醬汁變得濃稠時，再將煎鱸魚裝盤，擺上切好的洋蔥絲和芝麻葉即可食用。

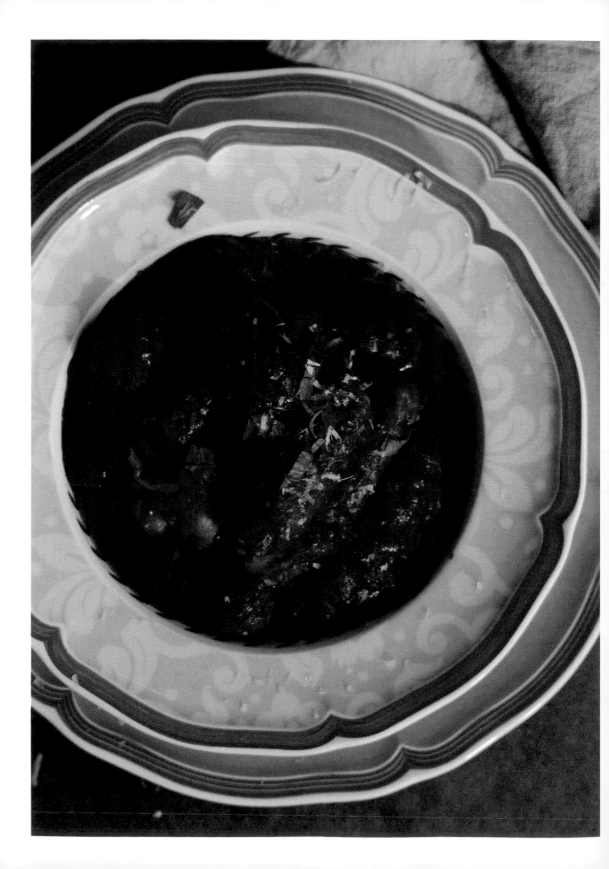

茄汁牛肉起司捲 ♥

熱量	脂肪	蛋白質	碳水化合物	膳食纖維
1123 kcal	83.2g	66.4 g	29.4g	6.5g

用平凡的食材製作一道不凡的減醣料理！將滿滿的起司包進牛肉油煎，香氣四溢！此外，番茄煮得越熟，營養成分就越高。將牛肉捲放入番茄醬汁裡煮，不僅可以消除油膩，味道也更加清爽！一道豐盛又美味的料理就登場囉！

材料

牛肉片 100g・寇比傑克（Colby Jack）起司・莫札瑞拉起司各 60g・杏仁粉 3 大匙・蒜頭 2 顆（切片）・小番茄 6 顆・整粒番茄 200g・橄欖油 2 大匙・鹽巴、胡椒粉少許・阿洛酮糖 1～2 茶匙

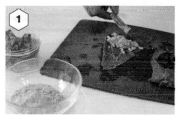

備料時，請準備「烤肉專用」的牛肉片。用廚房紙巾將血水吸乾。將寇比傑克起司切成棒狀。將寇比傑克起司和莫札瑞拉起司包進牛肉裡，再捲成牛肉捲。

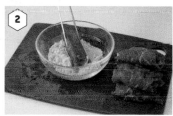

將鹽巴、胡椒粉輕撒在牛肉捲上，然後裹上杏仁粉。

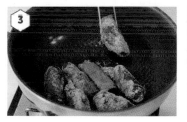

在加熱的鍋裡均勻抹上橄欖油，將牛肉捲放進鍋裡油煎，煎至表面變得酥黃、稍微煮熟即可起鍋。

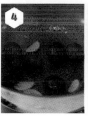

在鍋裡抹上橄欖油，加入切好的蒜頭輕輕拌炒，再放入搗過的整顆番茄和小番茄入鍋煮。

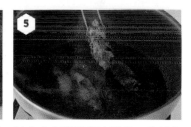

以中小火將番茄持續煮 5 分鐘左右，等番茄變軟，再將牛肉捲放入鍋裡、蓋上鍋蓋再煮 5 分鐘左右。最後撒上鹽巴、胡椒粉提味，再按照個人口味添加阿洛酮糖即可完成食用。

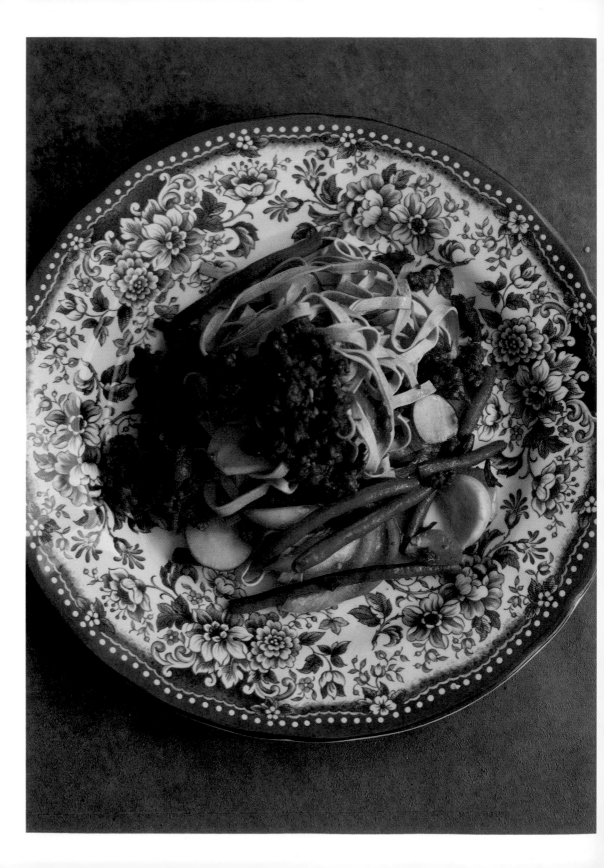

炒牛肉豆腐麵

熱量	脂肪	蛋白質	碳水化合物	膳食纖維
623 kcal	44.1g	37.1 g	29.7g	9g

吃不胖的 **晚餐**

想吃麵料理的時候，就將豆腐製作成麵條吧！將牛絞肉加上醬油拌炒提味後，再放入豆腐麵一併拌炒，風味獨特的炒麵便出爐囉！想吃一道作法簡單的極品料理嗎？大力推薦這道料理！

材料

牛絞肉 70g・豆腐麵 100g・長豇豆 30g・洋蔥 1/6・蒜頭 2 顆・櫻桃蘿蔔 1 顆・橄欖油 2 大匙

醬汁

醬油 3 大匙・蠔油 1 茶匙・蒸餾式燒酒 1 大匙・阿洛酮糖 1½ 大匙・胡椒粉少許

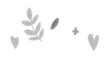

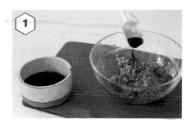

醬汁食材裝進碗裡攪拌均勻。將一半的醬汁倒入牛絞肉，充分攪拌均勻。

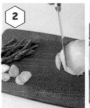 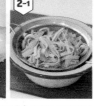

將洋蔥切絲，蒜頭和櫻桃蘿蔔切片。長豇豆清洗乾淨。豆腐麵清洗一次後，將水瀝乾。

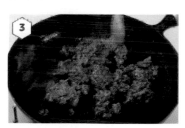

鍋子加熱後倒入橄欖油，再將牛絞肉入鍋拌炒。要一邊用鍋鏟壓碎，讓牛肉不要結成一塊。

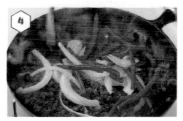

等牛絞肉完全熟透時，再加入蒜頭、長豇豆和洋蔥，以大火輕輕拌炒。

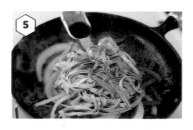

將火轉小，加入豆腐麵和剩下的一半醬汁入鍋均勻拌炒。最後再放入櫻桃蘿蔔拌炒一次，即可起鍋裝盤。（喜歡吃辣的人，可以撒上一些紅辣椒碎。）

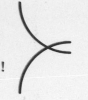

四週低碳減醣家常料理記錄表

參考本書所附的食譜，親自打造專屬自己的四週減醣料理菜單吧！

✦ WEEK 1 ✦

第 1 天	第 2 天	第 3 天	第 4 天	第 5 天	第 6 天	第 7 天
早餐	早餐	早餐	早餐	早餐	早餐	早餐
午餐	午餐	午餐	午餐	午餐	午餐	午餐
晚餐	晚餐	晚餐	晚餐	晚餐	晚餐	晚餐

✦ WEEK 2 ✦

第 1 天	第 2 天	第 3 天	第 4 天	第 5 天	第 6 天	第 7 天
早餐	早餐	早餐	早餐	早餐	早餐	早餐
午餐	午餐	午餐	午餐	午餐	午餐	午餐
晚餐	晚餐	晚餐	晚餐	晚餐	晚餐	晚餐

四週低碳減醣家常料理記錄表

參考本書所附的食譜，親自打造專屬自己的四週減醣料理菜單吧！

✦ WEEK 3 ✦

第 1 天	第 2 天	第 3 天	第 4 天	第 5 天	第 6 天	第 7 天
早餐	早餐	早餐	早餐	早餐	早餐	早餐
午餐	午餐	午餐	午餐	午餐	午餐	午餐
晚餐	晚餐	晚餐	晚餐	晚餐	晚餐	晚餐

✦ WEEK 4 ✦

第 1 天	第 2 天	第 3 天	第 4 天	第 5 天	第 6 天	第 7 天
早餐	早餐	早餐	早餐	早餐	早餐	早餐
午餐	午餐	午餐	午餐	午餐	午餐	午餐
晚餐	晚餐	晚餐	晚餐	晚餐	晚餐	晚餐

台灣廣廈 國際出版集團
Taiwan Mansion International Group

國家圖書館出版品預行編目（CIP）資料

低碳減醣家常料理：90道超美味循環菜單，早午晚這樣吃，30
天無壓減重5公斤！/金志玹著. -- 初版. -- 新北市：瑞麗美人國
際媒體, 2022.05
　面；　公分
ISBN 978-626-95117-2-3（平裝）

1.CST: 健康飲食 2.CST: 食譜 3.CST: 減重

411.3　　　　　　　　　　　　　　　　111000886

♥ 瑞麗美人

低碳減醣家常料理

90道超美味循環菜單，早午晚這樣吃，30天無壓減重5公斤！

作　者／金志玹	編輯中心編輯長／張秀環・編輯／陳宜鈴
譯　者／余映萱	封面設計／張家綺・內頁排版／菩薩蠻數位文化有限公司
	製版・印刷・裝訂／皇甫・秉成

行企研發中心總監／陳冠蒨　　　　　線上學習中心總監／陳冠蒨
媒體公關組／陳柔彣　　　　　　　　產品企製組／黃雅鈴
綜合業務組／何欣穎

發　行　人／江媛珍
法律顧問／第一國際法律事務所 余淑杏律師・北辰著作權事務所 蕭雄淋律師
出　　　版／瑞麗美人國際媒體
發　　　行／蘋果屋出版社有限公司
　　　　　　地址：新北市235中和區中山路二段359巷7號2樓
　　　　　　電話：（886）2-2225-5777・傳真：（886）2-2225-8052

代理印務・全球總經銷／知遠文化事業有限公司
　　　　　　地址：新北市222深坑區北深路三段155巷25號5樓
　　　　　　電話：（886）2-2664-8800・傳真：（886）2-2664-8801
郵政劃撥／劃撥帳號：18836722
　　　　　　劃撥戶名：知遠文化事業有限公司（※單次購書金額未達1000元，請另付70元郵資。）

■出版日期：2022年05月
ISBN：978-626-95117-2-3　　　　版權所有，未經同意不得重製、轉載、翻印。